《抗癌

我要活得比過去精彩

解鎖癌友真心話，戰勝心障礙

財團法人台灣癌症基金會 編著
阿布布思義 專題頁插畫設計

與癌症溫柔共存，成就「心」力量

我的身體失控了！ 癌症是不是絕症？淺談致病因素
醫師的話，有聽沒懂？ 如何建立良好醫病關係？
我只是還沒準備好！ 瞭解疾病資訊途徑、心理準備建議
除了治療我還能做什麼？ 抗癌神隊友
不說教的營養課 營養不營養，要怎麼吃？

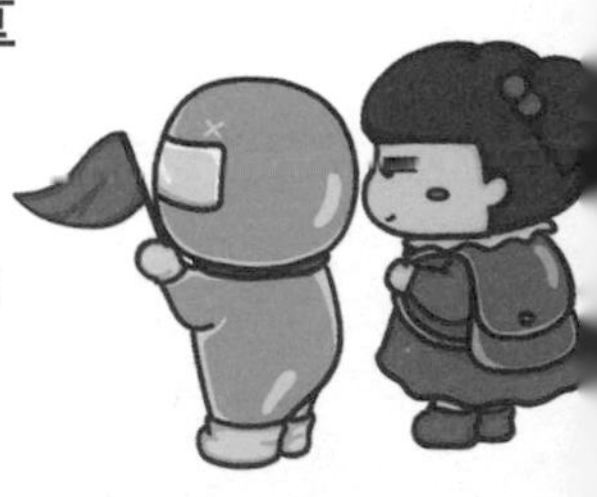

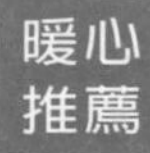

暖心推薦

陳時中
衛生福利部部長

賴允亮
馬偕醫院榮譽主治醫師
馬偕學校財團法人董事長

彭汪嘉康
中央研究院院士
台灣癌症基金會副董事長

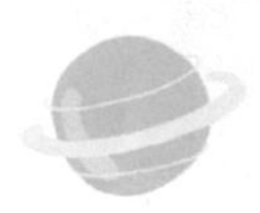

生活沒有標準答案，每個人都有自己的註腳，
也曾經歷過茫然無措，
回過頭來，淡淡一笑：
不設限的人生才精彩。

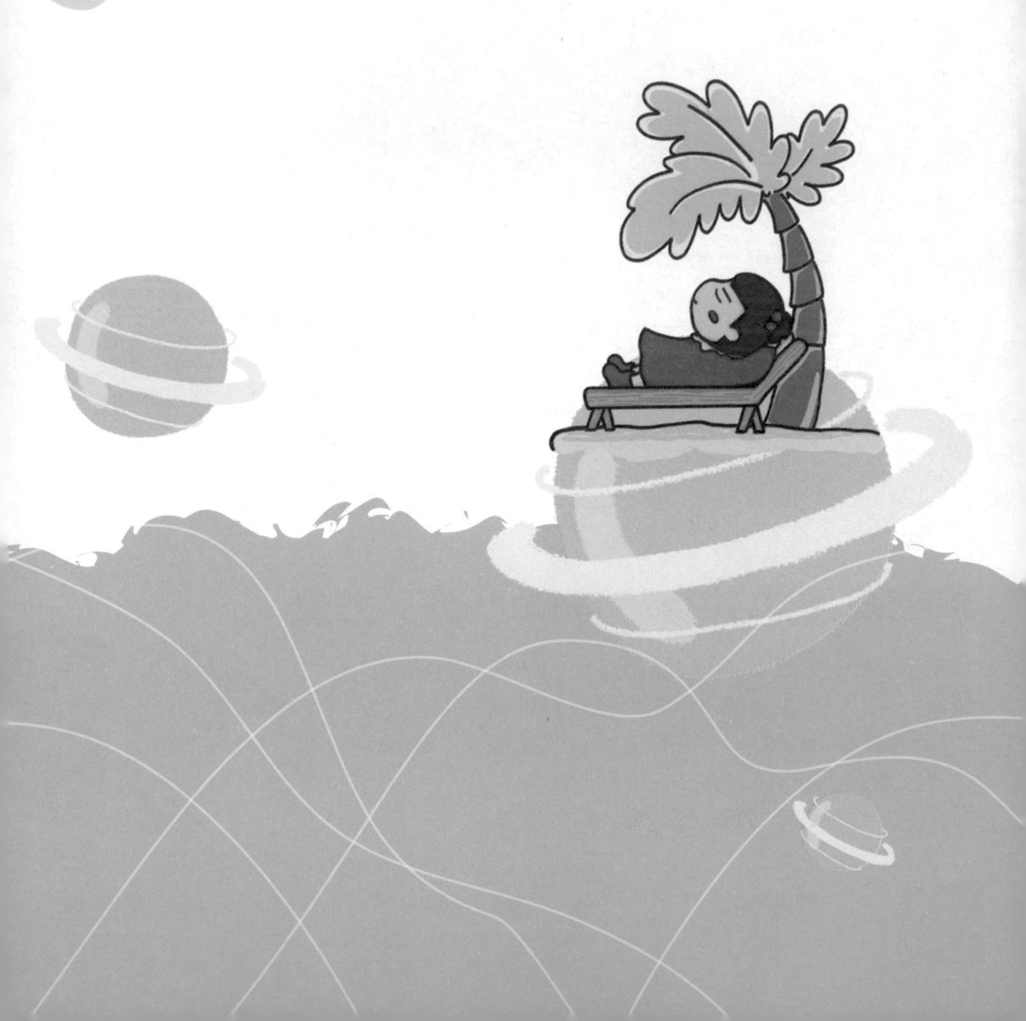

「抗癌鬥士」獎座意涵

台灣癌症基金會為表達對抗癌鬥士與癌奮戰精神的最高敬意，特請藝術家設計出極富意義且兼具藝術意涵的獎座。

一、主體造型

為聳立於波濤洶湧海浪之中挺拔人像，象徵著癌友堅韌生命力，即使在驚濤駭浪中，仍不畏艱難，昂然挺立，不被擊倒。軀幹纏繞的繩索，寓意著曾被疾病綑綁的身軀，或許曾被病魔所困，卻能與癌和平共處，進而化為點綴生命的註記。主體造型頂部為舞動的雙臂，壯碩而有力，猶如與病魔的搏鬥操之在己，奮力掙脫出癌病的綑綁，舞出最美麗與自信的人生，再度成為自己生命的主人。

二、材質意涵

堅若磐石的材質，象徵堅毅與永恆，猶如抗癌鬥士堅忍不拔與永不放棄的精神。米白素色，象徵重新的生命，任由每位抗癌鬥士自由揮灑，做自己生命的彩繪家。

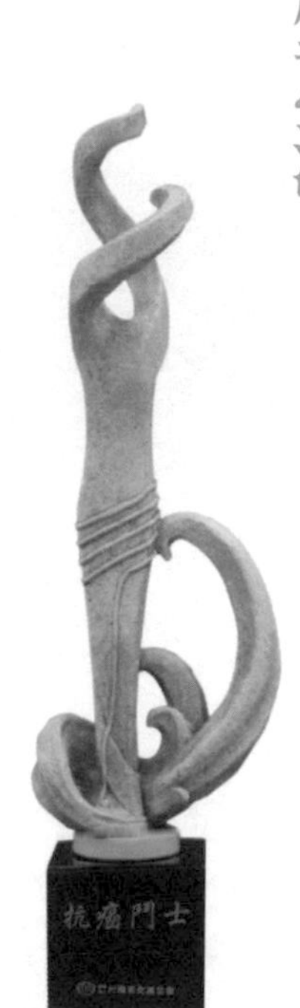

目次

目次

總序

樂觀看待，相信生命可以精彩

今年是抗癌鬥士第十五年的徵選，這些年，我們陪伴無數癌友走過艱辛，讀著這些生命故事，我總是不禁紅著眼眶想著，如此動人的故事，活生生發生在台灣的各個角落，看著他們遭受疾病的衝擊，卻用樂觀積極、堅毅不放棄的心面對，讓我感受到生命的無限可能，心中雖不捨，但更多是佩服。

書中的抗癌鬥士，有的正準備享清福、安度晚年；有的正為了事業衝刺打拚，卻因為癌症的衝擊，不得不暫停人生的一切計劃。他們都曾害怕自己來不及享受生命，但也因為如此，對於生命，他們有了新的思考，並學會轉念，以勇敢、樂觀的眼光看待人生，最後，這份衝擊化作養分，也精彩了他們的人生。這讓我在閱讀完這些故事後反思，其實疾病並沒有奪走生活，它創造了一個機會，讓我們對於生命的價值有更深的體悟。

醫療科技的進步，癌症已不再是不治之症。但抗癌之路辛苦、漫長，癌友在治療的過程中，難免會有些疑問。因此《我要活得比過去精彩》除了紀錄「第十五屆十大抗癌鬥士」，從不安、無助，到調適後勇敢面對治療，活出精彩人生的故事外，也規劃「癌友真心話」專欄，邀請到各領域專家，針對癌友從確診、治療到預後期間常見的心裡話，進行專業的分享及說明，期盼讓正在與癌症奮戰的朋友們，能有更貼近他們的方式，接收正確觀念，得到實在的幫助。

聽聞許多抗癌鬥士們至今仍持續在社會各角落服務奉獻，散發光與熱，金平心中滿是感動與感激，感動在經歷人生的考驗後，他們仍無私的奉獻；感激這些抗癌鬥士，讓基金會能有機會與他們一起走在傳遞愛與溫暖的道路上，攜手前行，期望能陪伴更多正在與癌症奮戰的朋友們，度過抗癌的艱辛，看見心中的希望。

財團法人台灣癌症基金會董事長　王金平

編前語

擁抱生命的淬煉，活得比過去精彩

癌症的時鐘日漸加速，台灣每年的癌症新診斷個案已超過十一萬人，發生人數雖逐年上升，但拜醫療技術的進步和癌症藥物的發展所賜，癌症死亡率有穩定且微幅下降的趨勢。民眾對於癌症的觀念也從「不治之症」到「早期發現，早期治療，甚至可以被治癒」，這些認知上的改變，多虧政府與民間癌症組織長期致力於癌症防治宣導，以及健保對癌友的優質照護，才得以有這樣的成果。

抗癌鬥士的徵選今年邁入第十五個年頭，當我翻閱著如今看來豁達的分享，卻是抗癌鬥士們用深刻的經歷刻劃出的生命淬煉。真心佩服所有抗癌鬥士在挫折中的堅毅不撓，面對這漫長且充滿未知的戰役，儘管一開始心中有再多的無助、徬徨，他們仍沒有放棄任何一絲機會，積極面對治療，更將自己罹癌的經驗，化為助人的行動力，在社會上各個角落服務，回饋溫暖給更多需要的人，也活出屬於自己的精彩人生。

今年《我要活得比過去精彩》中，除了十大抗癌鬥士動人的生命故事，也規劃「癌友真心話」專欄，收集癌友們在抗癌過程中，內心想說卻不一定說得出口的真心話和問題，同時邀請各領域專家，針對抗癌過程中的治療、營養、心理等層面，給予專業的建議及分享，相信會讓癌友們有更多的共鳴。

更特別的是，今年的抗癌鬥士專書邀請到第十四屆抗癌鬥士張椀晴（阿布布思義），也是網路著名的部落客畫家，針對「癌友真心話」專欄內頁進行插畫設計，搭配各領域專家的專業資訊，期盼有別於以往的方式，讓大家耳目一新，更能拉近與這些專業知識的距離。

抗癌鬥士們經歷過癌症的衝擊、走過人生的低潮，終能揮別抗癌過程的無力、徬徨、艱辛再展新生，也鼓舞其他正在與癌症奮鬥的勇士們，永遠抱持對生命的敬重與熱情。同時，特別感謝為本書應邀受訪、撰稿的專家學者們，因為有他們對於各領域的專業見解與分析，讓本書內容更為豐富、實用。相信感動著我的故事，可以讓更多癌友及面臨生命低點的朋友受到激勵、獲得勇氣，活得比過去更精彩！

財團法人台灣癌症基金會執行長　賴基銘

賴基銘

各界溫暖的祝福

陳時中——衛生福利部部長

癌友堅毅抗癌，活出璀璨生命！

陳時中

賴允亮——馬偕醫院榮譽主治醫師、馬偕學校財團法人董事長

照顧好自己的心，踏出步伐、走過轉角，就能經歷每個生命路徑的轉彎處，都有它獨特的意義。

賴允亮

彭汪嘉康——中央研究院院士、台灣癌症基金會副董事長

面對不一樣挑戰，相信自己擁有強韌的生命力，度過人生的困境，活得比過去更精彩。

彭汪嘉康

簡文仁——社團法人中華肌內效協會理事長

專注聆聽癌友們的真心話，才能真誠真實地提供支持與資源，一起回顧過往的足跡，走向未來的大道！

簡文仁

溫信學——中華民國醫務社會工作協會理事長

突如襲來的癌症敵手，讓你們的生命充滿了艱鉅挑戰，透過你們抗癌歷程，讓我們見到了溫馨親情的扶持、面對嚴峻治療的勇氣，以及康復後的正向態度，著實令人動容與讚嘆。

溫信學

蔡惠芳——三軍總醫院社工師／諮商心理師、台灣心理腫瘤醫學學會理事

感謝您們的故事，讓我們的視角得以從生病的苦難，轉向望見生命的希望！

蔡惠芳

王新芳——宜蘭羅東博愛醫院腫瘤中心副主任

醫病關懷，更緊密了！「影像有明顯的病灶」、「復發了」，這是許多抗癌鬥士寫下的病情，仍冷靜沉著應變，令人感佩……，病情變化只會反映出醫病彼此的關懷，更緊密了。

王新芳

〔鬥士篇〕

第二次新生，十位抗癌鬥士一起走過的抗癌之路

在治療癌症的路上，有疼痛難耐，有孤夜寂寥，不要停下前進的腳步，才能扛住生命之痛，最後涅槃重生。

01 關關難過，關關過！

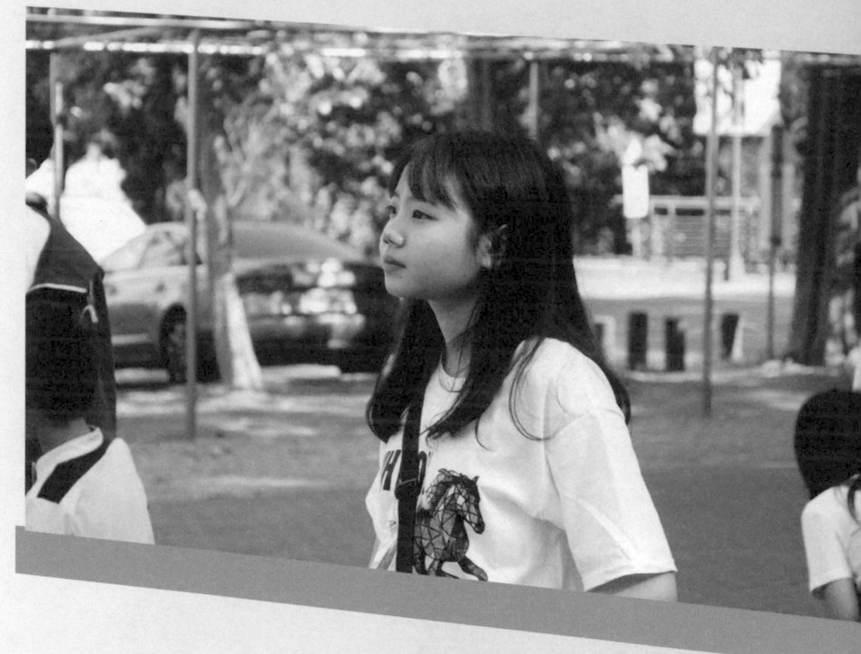

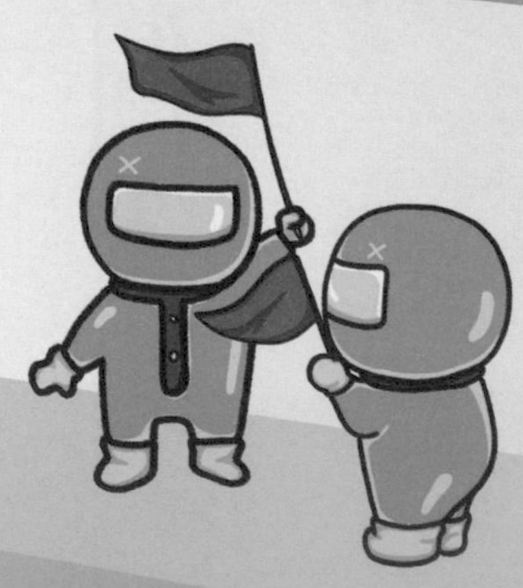

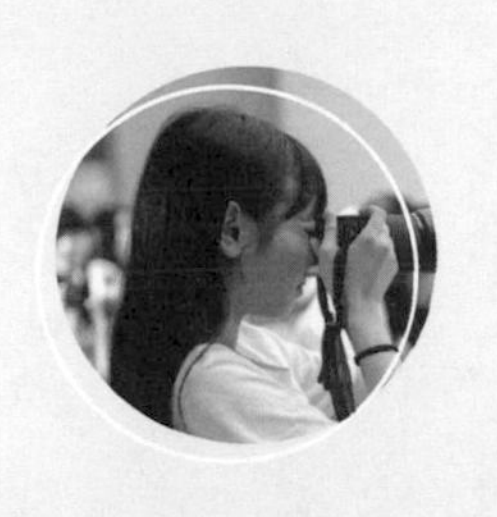

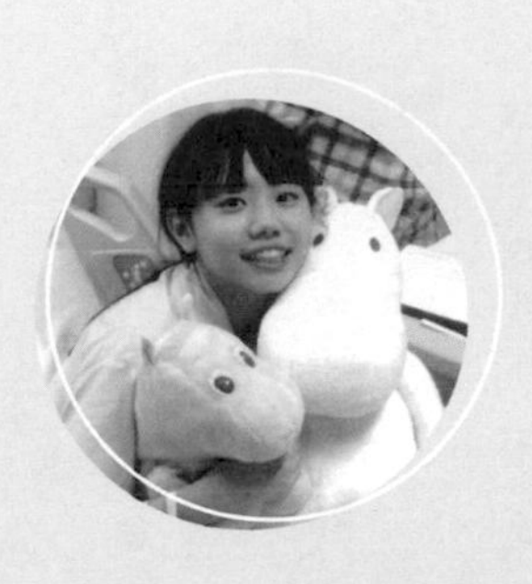

「截」後重生，突破身體囿限的追夢者——李欣恬

惡性骨肉癌

診斷時間：2014年4月

和往常一樣，與朋友前往音樂課的途中，她突然指著我的腳：「妳有大小腳耶！」我才發現左大腿側有些腫脹，但完全沒有疼痛感，因此不以為意。當天晚上，把這件事隨口跟爸爸分享，接著，他帶著我去醫院檢查。

這一檢查，發現一顆十二公分大的腫瘤，確診惡性骨肉癌，這一年，我才十三歲。

「截」然不同的求學路

自此，我開始走向與同齡學生不同的道路。

我本應該在學校上課，卻因半夜高燒而掛急診；當我應該要如火如荼準備期中考時，卻因為 X 光檢查出現不明小白點而寢食難安。

歷經十三次大小手術，包含腫瘤切除、自體骨重建、細菌感染處置、癌細胞復發、人工血管阻塞、異體骨移植，所有努力與治療只為了保住左腳，沒想到腫瘤卻在我大學二年級時，猖狂地刷存在感。

腫瘤包裹住大動脈和神經，懷疑是高度惡性腫瘤，因此需要進行截肢手術，陳醫師給了我兩個選擇：「保留左腳，但之後容易感染、復發機率大，還要忍受時而麻痛的後遺症，左腳也會因無法發揮功能而成為累贅。」等我消化這大量訊息後，醫師繼續說：「第二是選擇將左腳截肢，以後不用吃抗凝血劑，再打造一個好的義肢，很快就可以走路，還是可以做很多想做的事情！」

不想要有更多的風險，也不希望造成生活更多不便，所以我選擇後者。

謝謝二十年的陪伴，辛苦了！

手術當天，家人朋友將我送到手術室大門，大門緩緩關上，厚重的玻璃窗外，擋不住母親的擔憂。冰冷的醫療儀器一觸碰到皮膚，我逞強已久的眼淚終於潰堤，撲簌簌滑落臉龐。許多畫面一幕幕在我腦海中浮現，最後停留在手術前一晚的深夜，我拿著筆在左腳寫下：「謝謝二十年的陪伴，辛苦了。」正式向我的左腳道別，伴隨護理師的聲音，我陷入了沉睡。

醒來後，劇痛席捲全身。

聽見我的掉淚、呻吟，恢復室的醫師幫我施打止痛針，也加強嗎啡的劑量，藥效開始作用，昏沉之中，我使盡最後一點力氣，用右腳碰觸原本左腳的位置，空蕩蕩的，還來不及感傷，我又沉沉睡去。

手術後，在醫院觀察了幾天，便被安排到身障重建中心（簡稱身建中心）。

醫師切除腫瘤，把癌細胞徹底消滅；而失去左腳的心理創傷，則是被身建中心遇到的人們給治癒了。

骨癌，給了我和別人不一樣的童年

「我們來找妳聊天。」到身建中心的第二晚，有訪客敲了門，是兩名帶著開朗笑容、坐著輪椅的男生，言談之中瞭解到他們因為車禍、意外，導致下半身癱瘓。

「雖然坐著輪椅，我還是可以打籃球！」、「我還去沖繩潛水、游泳喔！」當時我對於未來沒有左腳的生活感到茫然，聽著他們分享自己的故事，真心佩服他們能夠突破輪椅囿限，做想做的事。

至今，仍對他們的來訪充滿感激，就像濃濃暗霧中的朝暾，趕跑了陰鬱，讓我知道自己多麼幸運，穿上義肢還是可以走路，繼續向廣闊無垠的未來翱翔。

這段抗癌旅程中，雖經歷過傷痛，但我也遇見了天使般的人們，有一起對抗骨肉癌的戰友、細心照顧我的醫療團隊、陪伴我的家人、摯友，甚至還有為我祈禱的陌生人。

骨癌給了我不一樣的童年，讓我經歷好多寶貴的經驗，感受到社會的溫暖，也啟發對各領域的好奇與熱愛。

還記得有位住院醫師寫給我的鼓勵卡：「比起同年紀的孩子，妳受了比較多苦，但我相信，妳也因此擁有更多面對人生難關的勇氣與毅力。」

與病魔對抗的七年間，我從少了左腳而鬱鬱寡歡，到後來學會用「樂觀」面對人生，這些從他人身上得到的力量，我也想分享給更多人，我開始鼓起勇氣和同樣受截肢所苦的病友們聊天，給他們溫暖。

接受挑戰，傳遞溫情

「妳就是那個穿義肢沒幾天，就天天走跑步機的欣恬呀！」每次到身建中心回診，我都會遇到許多歷經截肢的朋友，在我認識他們前，常常他們都早已認識我。

跟大家分享穿義肢的注意事項、外出時可能遇到的問題與解決方法，看著他們因為我的分享而眼神充滿盼望，慶幸自己沒有放棄，也勇敢面對各種挑戰，證明自己可以做到的事情比想像得多更多。

「看妳活得這麼精彩，我也有勇氣開始想像以後的生活。」我很榮幸能從癌友們口中得到這樣的反饋，更期待可以把這份抗癌旅途中獲得的溫暖，繼續傳遞下去。

5 3 1

6 4 2

7

1、與另一名總統教育獎得主合照
2、與新竹高中體育老師合照。
3、獲頒總統教育獎。
4、參加學校社團活動，帶科學營的小朋友做晨操。
5、陪我征戰無數次手術的嚕嚕咪玩偶。
6、獨自到波蘭打工換宿。
7、與主治醫師參加骨肉癌關懷協會之活動。

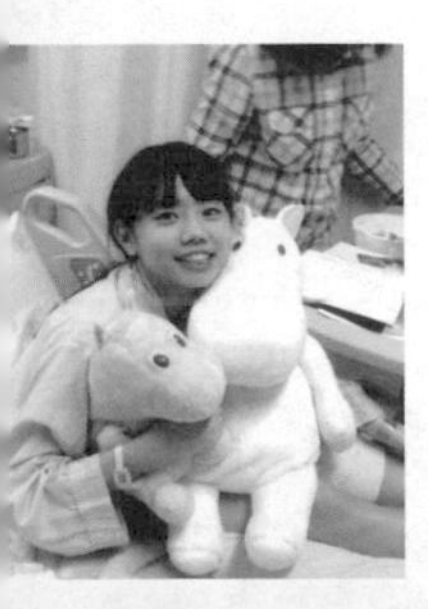

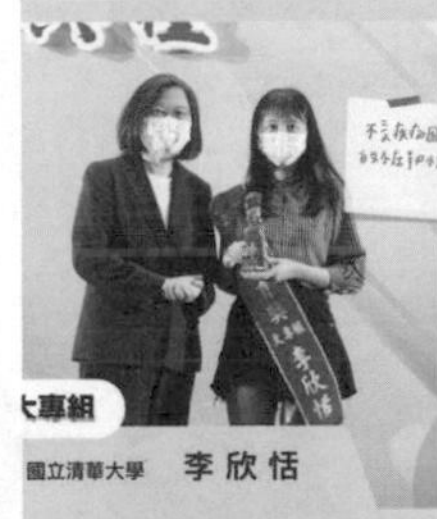

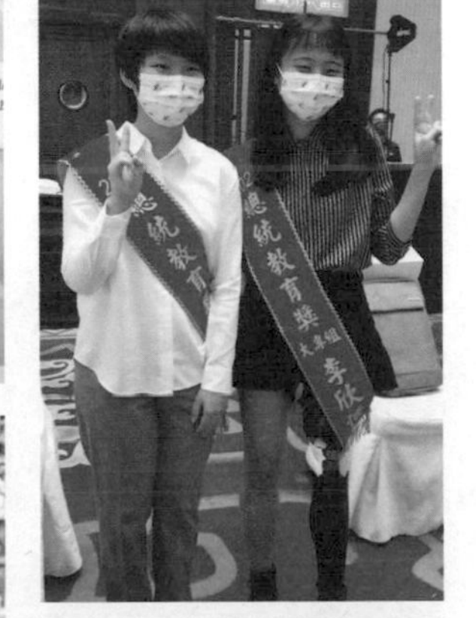

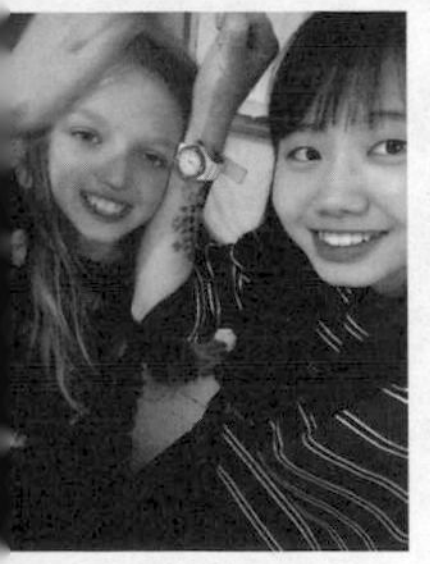

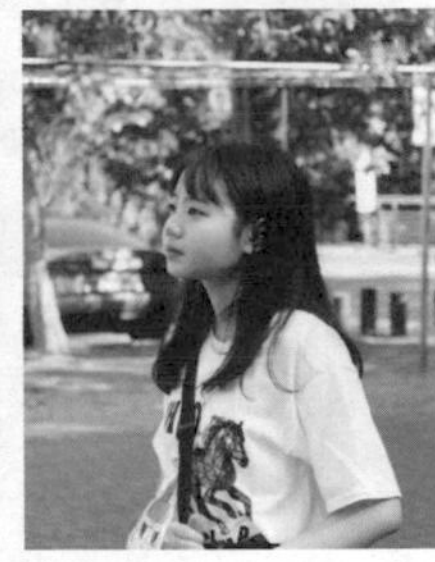

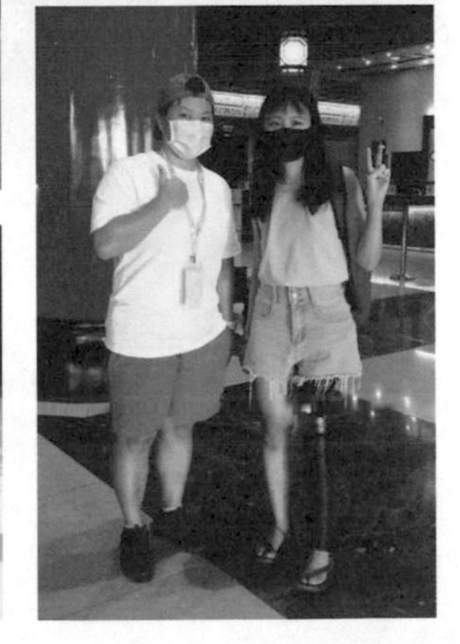

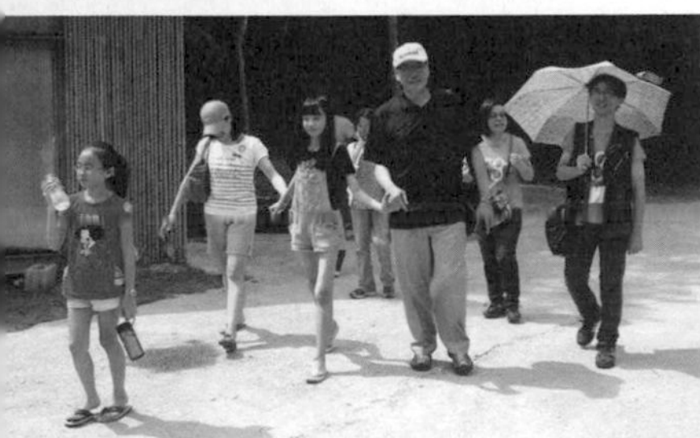

02 逆風更適合飛翔！

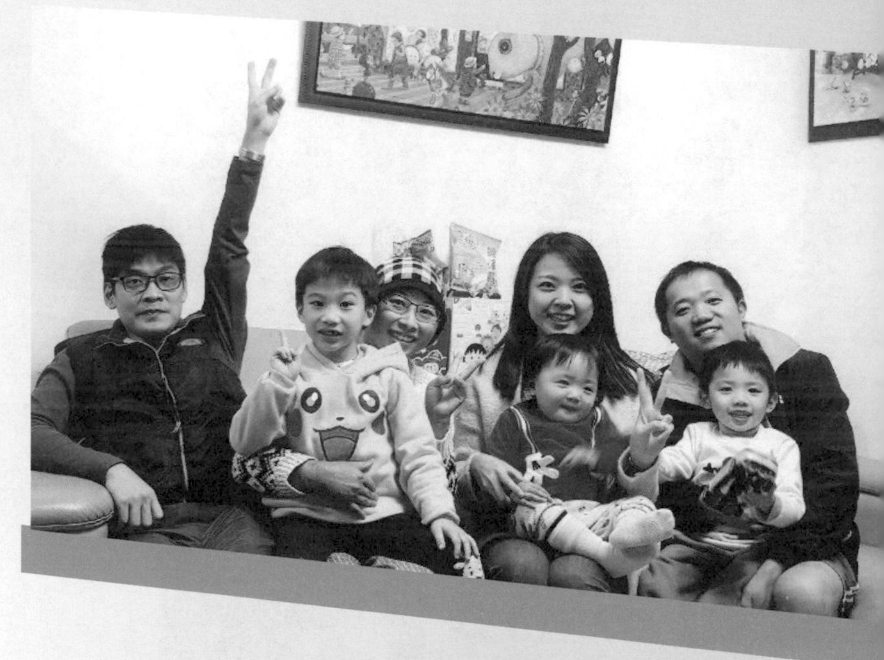

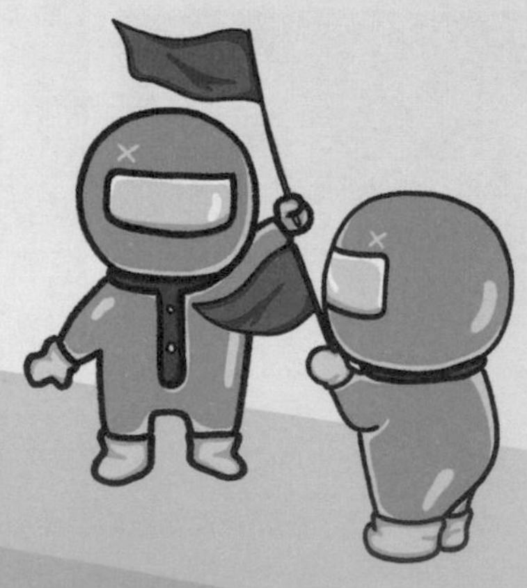

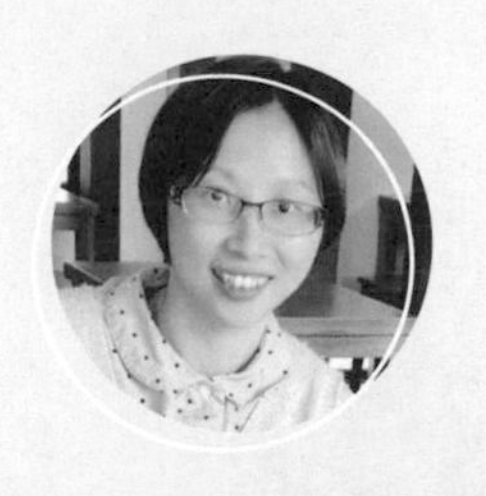

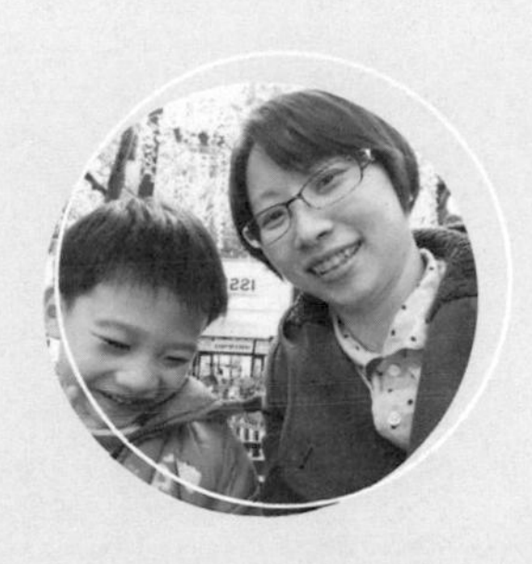

爲幽谷帶來曙光，找到生命價值——李宜璇

乳癌
診斷時間：2017年8月

我是重症加護病房的護理師，為了病患的生命與死神拔河十多年，同時也是一位小腦腫瘤和乳癌第三期的患者。

從十八歲罹患小腦腫瘤，至今乳癌轉移肺部，維持三週一次的化療。

我深知生命無常，也明白能夠活著已是彌足珍貴的事，但當我面臨這些考驗時，才知道維持日常是如此困難。

我去度假，住的飯店是醫院

發現乳癌前，我還在加護病房工作，工作壓力讓我疲憊不堪，下班後，照顧年幼的孩子，又是另一場戰役，我精疲力盡，更不曉得死神離我這麼近。

當我發現胸部的硬塊時，到住家附近的診所做乳房超音波，在醫師告知是良性囊腫的誤診下，硬塊在接下來的三個多月逐漸擴大，直覺告訴我這是個異常狀況，於是找了自己上班醫院的醫師，再一次進行乳房超音波檢查。

「這是 Malignant tumor。」超音波師用英文告訴我的醫師，當我聽到「惡性」這個單字，如雷轟頂，眼淚不自主滑落。

當天馬上安排做了病理切片，醫師也表示：「腫瘤太大，若有淋巴轉移，進行手術切除後，需要考慮『乳房重建』，復健之路必定漫長。」

確診後，我離開熟悉的崗位，也尋求更多醫師的建議，開始抗癌療程。

腫瘤太大，得先進行化療將腫瘤縮小，評估腫瘤對於化療藥物的反應後，再進行後續療程。當時已經不用上班的我，卻還得待在醫院，只是這次的身分是「病患」。

對我而言，化療副作用沒有想像中的可怕，只有幾次因為嚴重嘔吐，出院當晚又直接回急診報到，靠著止吐藥才稍有緩解。即使出現一些藥物副作用、過敏反應，化療藥物的成效也令人滿意，腫瘤從四公分縮小至一公分，也因此腫瘤切除術後傷口很小，醫師說：「因為淋巴細胞有感染，所以切除了左手大部分的淋巴腺。」

儘管如此，我仍然感謝這個結果，經過術前化療，腫瘤縮小到不需要進行乳房重建，且傷口復原速度很快。

邊化療邊工作，不當專職病人

乳癌的化療持續進行了大約兩年，主治醫師發現肺部有多處轉移。雖然曾想過復發，但沒想到這個考驗來得這麼快。

當主治醫師提到存活時間大約十年，腦海浮現的念頭卻很實際，包含我該如何說服主管，一邊治療一邊上班？也盤算著，如果只能活十年，我的小孩才長到多大？

可能是我的反應太過冷靜，醫師立即聯絡個管師關懷我的情緒，也表示要和丈夫約個時間，詳細討論病情與後續治療。

我將原委告訴先生：「所以，下次門診要請你一起過來。」

沒想到他馬上從公司趕來醫院，又遇上戰友小櫻剛好回診，一群人擠在化療室，好不熱鬧。

「妳不要工作啦！好好休息，是不是壓力太大才又復發？」小櫻說。

對我而言，工作是生命的價值之一，我不想只是擔任「媽媽」、「癌症病友」的角色，我更喜歡自己是位護理師，所以我不打算停止這份使命。

時間過得很快，這次復發後的化療持續了兩年，與前一次化學治療的副作用不同，這次最令人痛苦的是下肢水腫、指甲脫落、末梢神經麻痛，有次在賣場，想蹲下來拿樣商品，卻因重心不穩而跌倒，真的令我感到難為情。

後來與主治醫師提及下肢水腫的困擾後，他協助調整藥物。我非常感謝他願意耐心聆聽、仔細說明，選擇最適合我的治療方式，讓我得以在疾病與日常之間能有個舒適的平衡。

疾病會帶來疼痛，更多的是勇氣與韌性

除了在工作時提供專業的護理諮詢之外，在病友群組內，我也扮演著相同角色，將我所學到的正確觀念、知識，分享給更多的人，同時，也提供適當的衛教資訊，這些經驗分享與討論，更有助於情緒正向的支持，協助病友勇敢面對療程，讓生活回歸日常。

「每個人都是一本大書，每個生命皆是創作。」幾米的這句話，讓我明白我們不能決定生命的長度，但能改變生命的厚度和溫度。

每個生命都很珍貴，尤其是罹癌後，一點一滴都是由自己的毅力、醫療團隊的努力堆砌而成，所以我們更應該不愧對自己的人生，使其更豐富精彩。

「妳讓我們看到信念，影響生命的真理。」這句話，是好友在我分享生活經歷的文章下給的反饋，這讓我非常感動，也許疾病會帶來疼痛，但給予我更多的是勇氣及生命的韌性，也希望自己能為待在生命幽谷的人，帶來曙光。

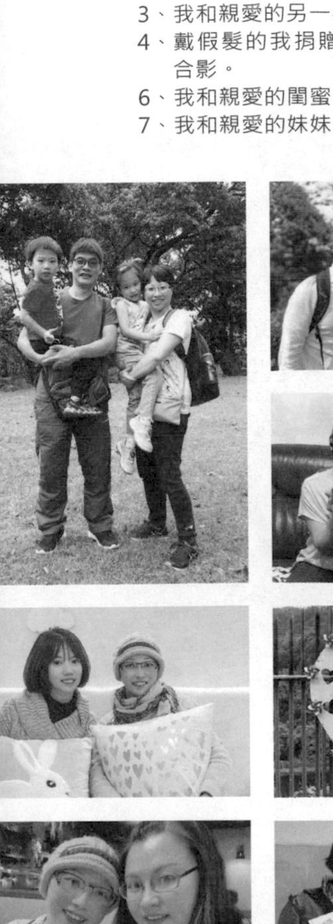
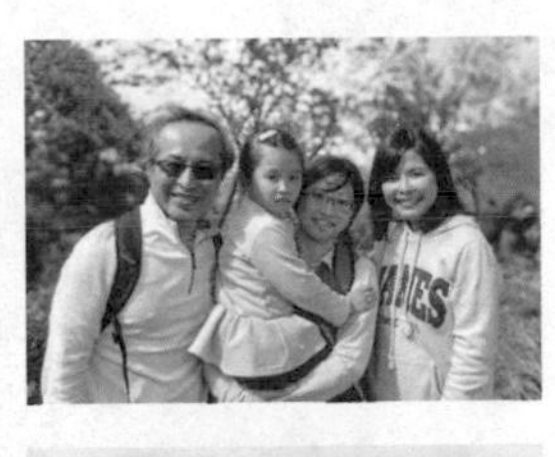
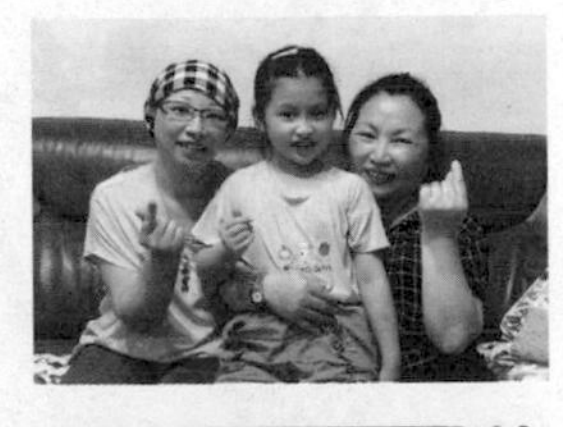
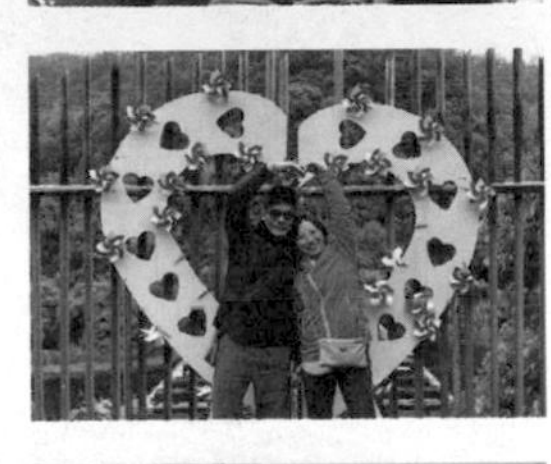
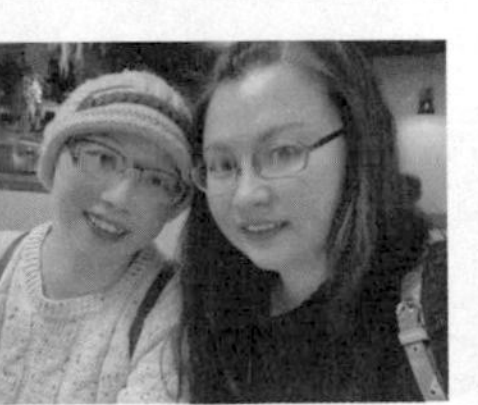
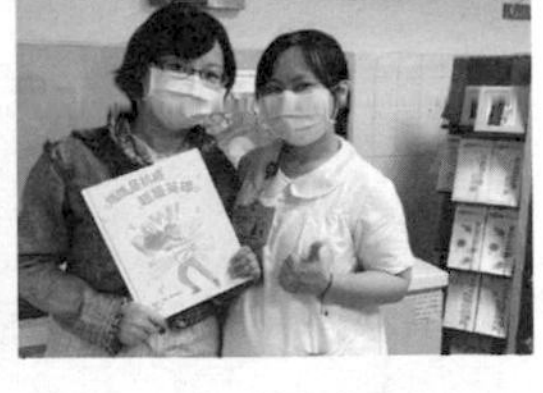

1
5 2
6 3
7 4

1、我與主治醫師、病友，感謝旅途上的陪伴。
2、5、只要全家在一起，再難的困境都能克服。
3、我和親愛的另一半。
4、戴假髮的我捐贈繪本，並與個管師合影。
6、我和親愛的閨蜜。
7、我和親愛的妹妹。

03 沒有所謂不可能，相信自己，才能迎向陽光！

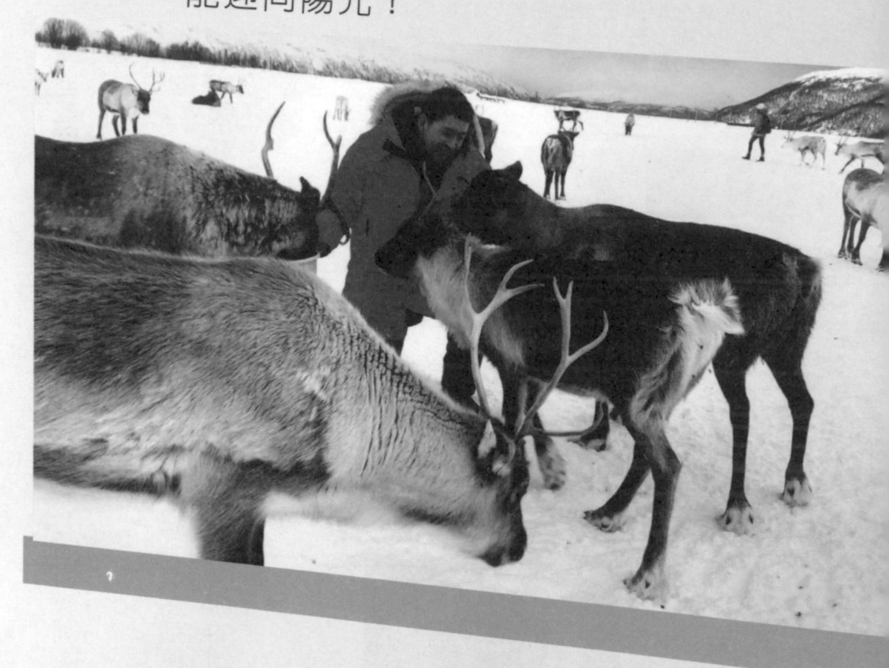

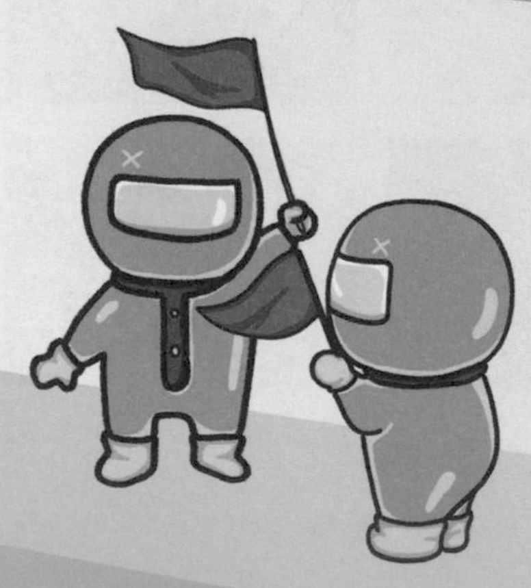

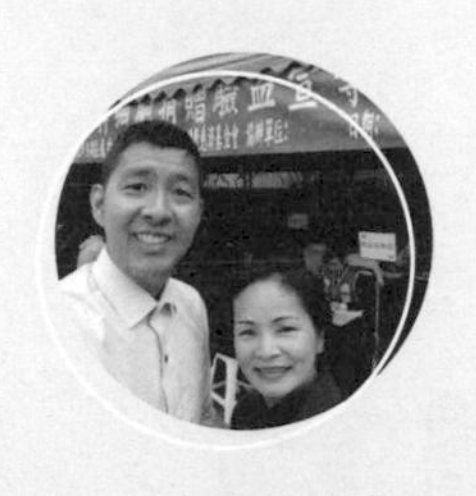

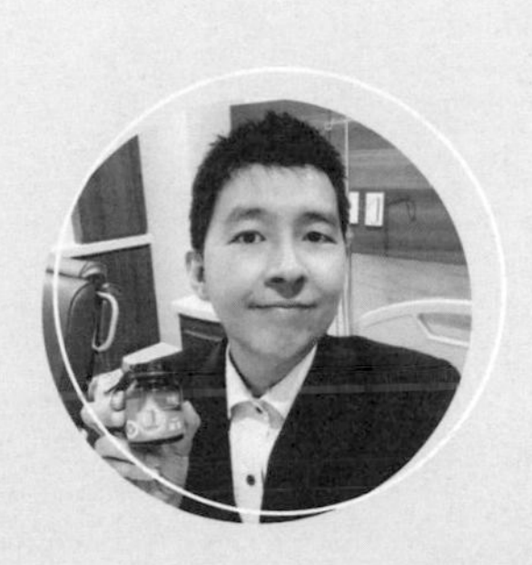

從天墜落，仍奮力站起的勇者——林子閎

鼻咽癌

診斷時間：2016年6月

正當在職場上轉換到了新的環境，開始籌組研究實驗室，準備迎接新的挑戰，也即將步上紅毯當一位幸福的新郎，上天卻對我開了個玩笑。

人生巔峰期，上天開了大玩笑

大約在二〇一六年三月的某天，發現右側有耳塞的情況，我還以為是換季過敏造成的症狀，因此並沒有警覺，接著與未婚妻在同年四月到日本旅遊，搭乘飛機時，右耳明顯不適，雖然幾乎沒有發生過這種情況，但後續沒有其他問題，這件事也就不了了之。

後來，在一次感冒時，摸到頸部右下方有一個大約一公分的淋巴結突起，當時以為是感冒造成的淋巴結腫大，便到耳鼻喉科看診，沒想到我的頭部左側有一顆接近三公分大的淋巴結腫大，於是做了耳壓檢測。

「可能有癌症風險，接下來我會將你轉介到林口長庚醫院做更深入的檢查。」聽到醫師這段話，腦袋一片空白，不知道該說些什麼，本身就是進行抗癌新藥開發相關工作的我，一聽就大概知道可能是鼻咽癌，心中的不安無法言喻。

當我滿心期待，正準備開始人生的下一階段，這個消息就像是晴天霹靂、五雷轟頂般，讓我跌落谷底，痛苦萬分。

「我不抽菸、不喝酒，而且定期運動、早睡早起，為什麼癌症還會落在我身上？」

「還沒有讓爸媽無憂無慮享清福、事業正要起步、期待的婚禮和我的未來……。」我的夢想正要起飛，正準備要衝刺，而上天著實跟我開了一個大玩笑。

儘管心中有再多疑惑，對於命運有再多的埋怨與不平，但我深知治療的重要性，因此趕緊接受治療，接受前導化療後，也進行完整的放、化療，這其中雖然辛苦、難熬，但我仍克服心裡的不安，也努力讓自己趕緊痊癒，不希望影響到原本的生活。

我以為走過了這一段路，接下來的生活就會回到正軌……。

挫折，總是在順境時發生

當治療告一段落，我正享受著新婚的甜蜜與新工作的充實，也準備受邀前往歐洲工作，令人難以接受的事情發生了。

「癌細胞轉移肺部了。」回診追蹤報告中，發現之前已經幾乎消失的癌細胞轉移至肺臟。

當時我的心情，只有「絕望」兩個字可以形容，對於好不容易重新恢復生活正軌的我來說，這個打擊真的很大，看著眼前的報告，我的手禁不住地顫抖，好多思緒盤旋在腦海中，我無法靜下心來思考，只想問：「為什麼？我還剩下幾年的生命？」

儘管內心徬徨無助，回到家後，仍假裝冷靜地跟爸媽討論：「如果採用最新的化療技術，等到我的狀況趨於穩定，還是可以正常生活、上班。」

於是，我放棄了出國工作的機會，但我不打算放棄能到外面世界看看的願望，仍然接受各國的邀請，在歐洲與新加坡進行短期工作。

到了二〇一九年，肺部的癌細胞依然存在，但縮小非常多且已控制住；二〇二一年進行免疫治療與化學治療，病情控制良好。

老實說，看著朋友與同學們一一擴展自己的事業，在自己擅長的領域中有所成就，心裡說不失落是騙人的，但看著鏡子中的自己，跟一般人一樣，可以接受採訪、會議演講、做實驗、進行研究，我已經無比滿足、感恩。

勇者無懼，才能站起來幫助他人

罹癌前，我已投入研究癌症新藥開發，同時也參與幾次慈濟捐髓小組，救助血癌病患，更曾經透過骨髓捐贈系統，成功救了一位母親，也算是救了一個家庭，沒想到幾年之後，我也成為了被救助者。

面對癌症，說不害怕是騙人的。偶然看見一位抗癌鬥士的分享，他復發的情況比我嚴重許多，但他仍站得筆直並勇敢接受挑戰，鼓舞了我。這段路上，因為有家人、師長及一起奮戰的戰友們的鼓勵，也讓我找到了繼續走下去的動力。

在台大醫與北醫強大的醫療團隊細心照料下，我才能勇敢地走到今天，與大家分享我的故事。以前，我總是嚮往到世界各地走走，體驗不同的生活。現在，即使我因為治療體能變差、容易感到疲憊，記憶力也漸漸衰退，但我還能到世界各地，做我熱愛的工作，儘管在工作之餘，已沒有剩餘的體力旅遊，但我很享受忙碌之後，喝一杯咖啡，感受各地的生活風情，也感受當下的自己。

在接下來的日子裡，希望能整合影像醫學專業，進行更多關於對抗後遺症的新藥開發，期待能夠有機會幫助更多人。

癌症治療的路很辛苦，但只要相信醫療團隊、相信自己，我們會站起來的！

「要感謝的人太多，也別忘了謝謝自己。」這是我想對自己說的話，也送給你。

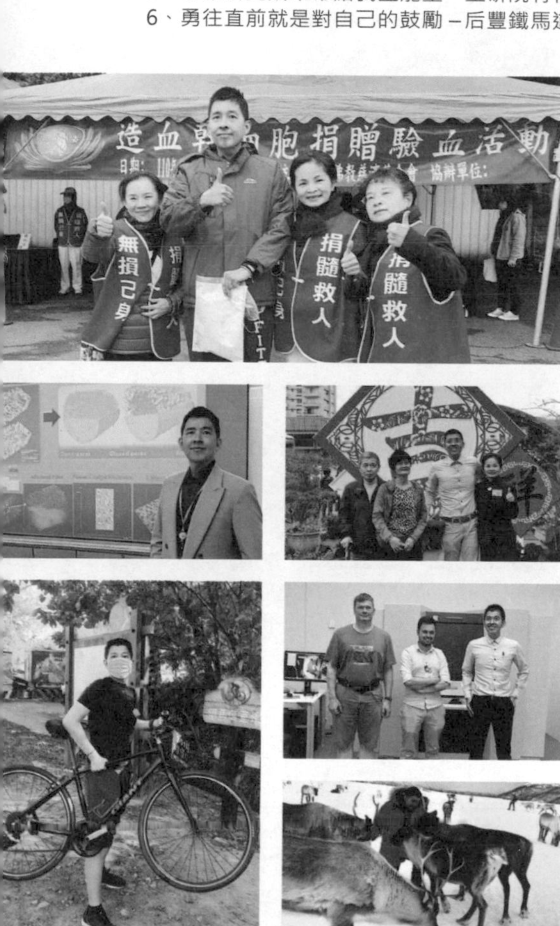

1、我救人也被人救－慈濟內湖骨髓小組。
2、與親愛的爸媽分享喜悅－慈濟內湖骨髓小組。
3、治療期間依舊跑透透學習－比利時安特衛普。
4、勇敢面對並往外走－挪威特羅姆瑟。
5、專業研究成果帶給我正能量－工研院材化所。
6、勇往直前就是對自己的鼓勵－后豐鐵馬道。

04 沒什麼過不去，把握當下，開心最重要。

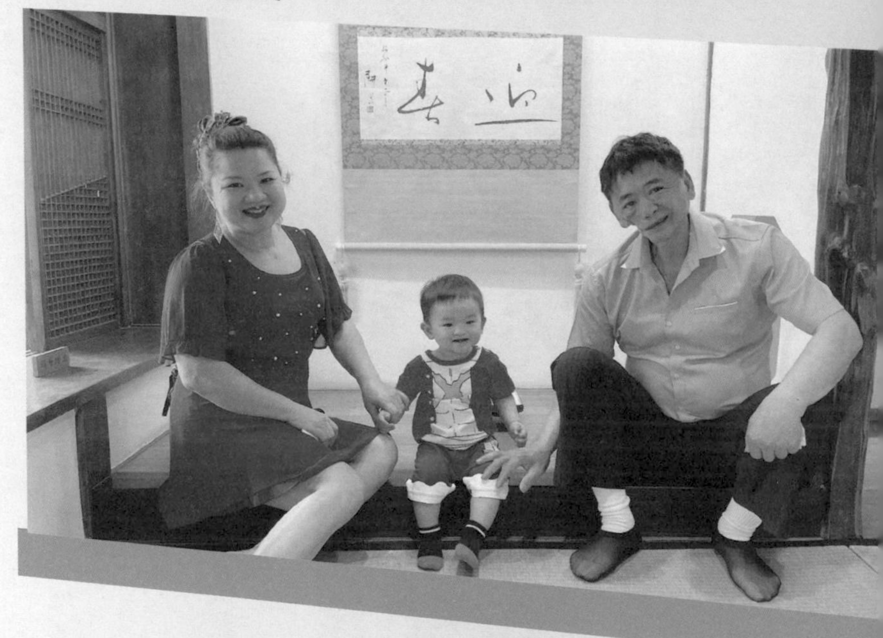

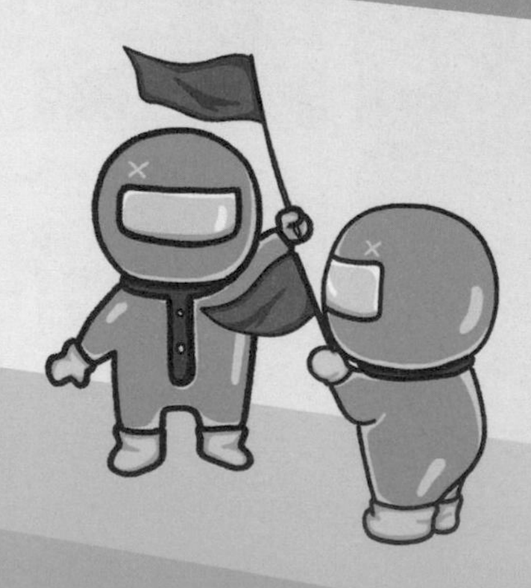

展開生命喜顏的做工人

——陳永安

頰黏膜癌

診斷時間：2014年5月

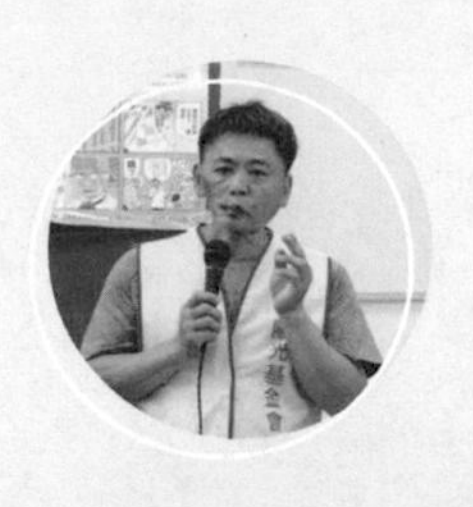

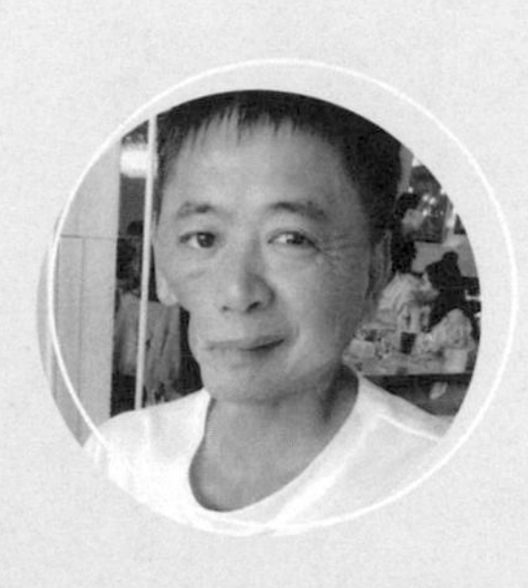

如果時光能重來，我希望可以回到十八歲的時候，告訴當時的自己不要嚼檳榔。

我是一個粗人，對我來說，抽菸、嚼檳榔、喝酒早已是難以戒掉的習慣，從當學徒開始，我接觸這些惡習也有二、三十年了。

嚼檳榔二十年，癌症找上門

「別吃檳榔了，為自己的身體多想一些。」太太對於這些惡習早已苦口婆心地勸導多次，但一直以來，我卻當作耳邊風，想著中獎都輪不到我了，罹癌怎麼可能會是我？我仍然沒有停下嚼著檳榔的嘴，而當我開始感到不對勁，也為時已晚。

嘴巴忽然無法正常開闔，後來又因為嘴破久久不癒的傷口感染，導致右臉頰腫了起來，心中感到不安，卻又害怕面對，不願就醫，最後，在家庭聚會中，家人們輪番上陣催促盡快就醫，我才踏出這一步。

「從報告來看，是右頰癌，要趕緊手術治療才行。」右頰癌四期，醫師的宣判讓我感到晴天霹靂，我知道，為了活命，需要盡快手術、治療才行，但當時的我根本不願意面對這個事實，遲遲不願意接受治療。

直到女兒在病床邊哭著說：「你要接受治療啊！不然我結婚，誰牽我走紅毯？」這才讓我有勇氣開始面對手術及接下來的治療。

開刀前，兒女為了更加瞭解我的疾病，搜尋許多相關資料，我也看了一些病友前輩的分享，隱約知道手術後要面對的狀況，即使有了心理準備，但當我親身體會，才知道那有多麼衝擊。

爲了最愛的人，不可以放棄！

因為腫瘤太大，切除右邊臉頰後，取了大腿肉、小腿骨和骨板盡量補足凹陷，逐漸清醒後，看著臉頰上那塊顏色不同的皮膚、腫得跟豬頭一樣的容貌，試著想開口說話卻無法輕易辦到，一張嘴口水就無法控制地滴落……，看見這樣的自己，心裡真的好絕望。

然而，看到太太因為擔心無法好好照料我，四處拜託、請教、奔波，看在眼裡，痛在心底，因為沒有照顧好自己，而拖累了她，聽見她半夜偷偷哭泣，我更是覺得自己很糟糕，因此，也下定決心要努力撐過去。

外觀的改變，我以為是最大的難關，沒想到，後續的治療才是最難熬的。經歷四次化療、三十三次的電療，脖子變得僵硬、右邊臉頰明顯有燒焦痕跡，從嘴巴到喉嚨的傷口輕輕一碰都會流血，這些真的讓我好多次都想要放棄。

但每次在快要撐不下去時，轉頭看見太太、兒女，為了分擔家計、為了照顧我而忙進忙出，就會在心裡鼓勵自己：「為了最愛的人，我不可以放棄！」

做工的人，也可以站在台上演講

手術後，我曾經因為外觀的變化而不敢見人，出門總是戴著口罩、低頭迴避大家的眼神，因緣際會下，我接觸了口腔癌病友團體，太太也陪著我一起參加了一些活動。一開始，我非常不習慣，但看到太太也認識了新朋友，彼此互相關心、交流，開始覺得這是不錯的選擇。

社工和太太的鼓勵之下，我加入陽光基金會的口腔癌病友宣導隊，經由訓練，我能夠和社教專員站上舞台分享我的故事，能夠在台上演講，是我從來沒想過的事。

剛開始，心中的顧慮很多，大家看到我，會不會被嚇到？我說話時，他們聽得懂嗎？面對小朋友進行分享，是很特別的經驗，一邊分享，也一邊回想起十八歲時，若有人告訴我，這些惡習容易造成口腔癌，生活會因為外觀改變、進食困難而變得不方便，是不是就不會有現在的結果？

若我的故事能夠讓這些小朋友跟家人分享，哪怕只是減少一個家庭的後悔莫及，我想這也是一件有意義的事。

抗癌之路不會結束，繼續做有意義的事

自從開始宣導口腔癌防治，我終於走出家門，找到自己的生命價值，也漸漸恢復過往的生活，有出門走走的邀約，我也不再抗拒。

心境上的轉變，連我自己都感到驚訝，原來這段時間，我在生活中，將步調調整到最適合自己的節奏，

腳步不急，心也就柔軟了。

我知道抗癌之路不會結束，但我感謝這趟旅程，讓我能有許多新的嘗試，看待人生的眼光變得更柔軟、樂觀。

擔任志工期間，我才知道，原來我的故事對許多人來說，能給他們帶來力量，而如此充實、快樂的付出，是以前想也沒想過的事。走過這些艱辛的路，我更珍惜與妻小的相處，期待幸運獲得的這些時間，能做更多有意義的事。

1
4 2
5 3

1、永安與太太、家人一同參與臉部平權國道路跑。
2、家有喜事－娶媳婦，和老婆的合照。
3、開心參加口友展顏團體。
4、家中金孫抓周。
5、擔任口友宣導隊至校園分享生命經驗。

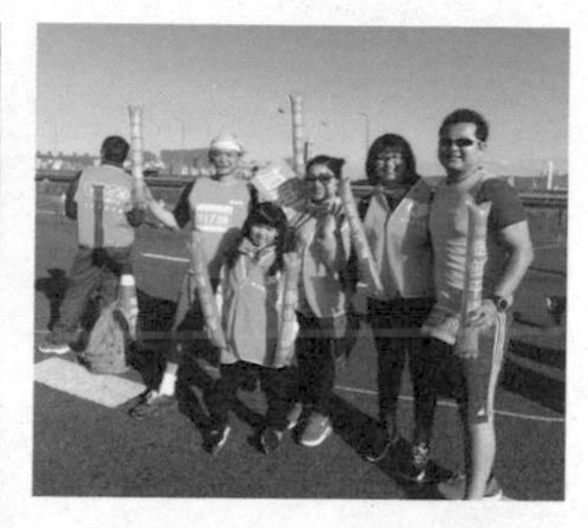

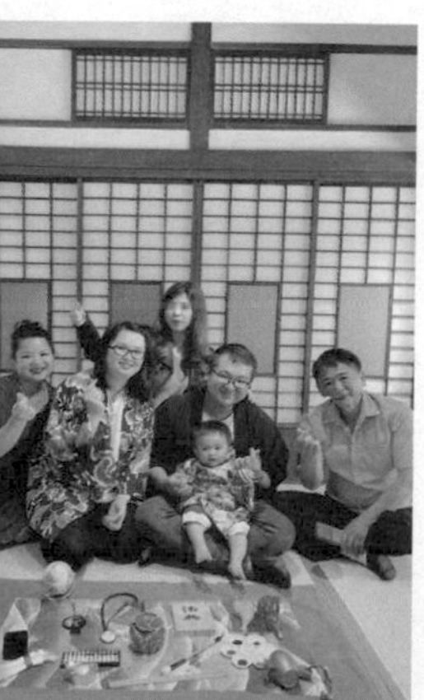

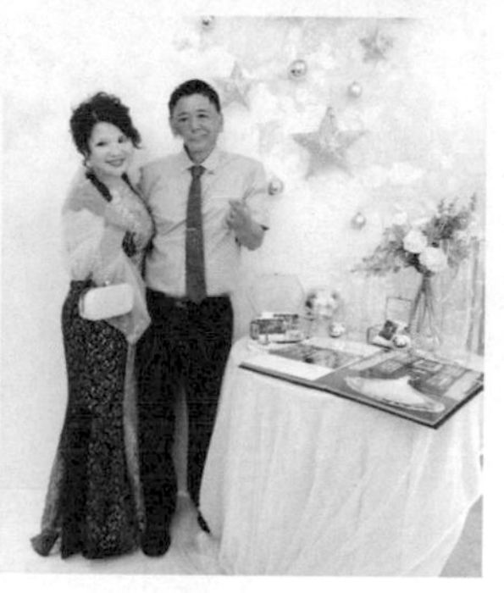

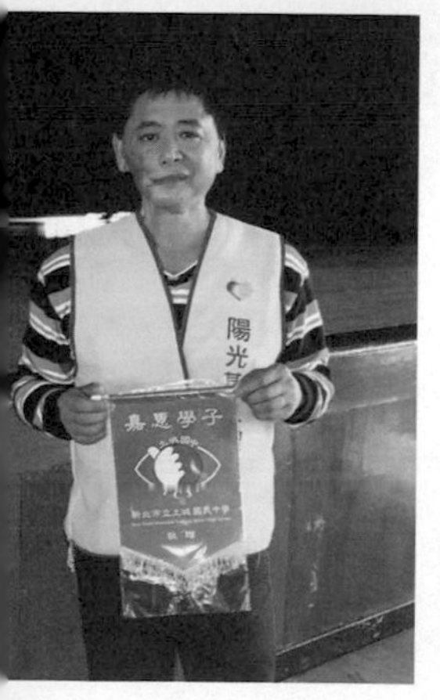

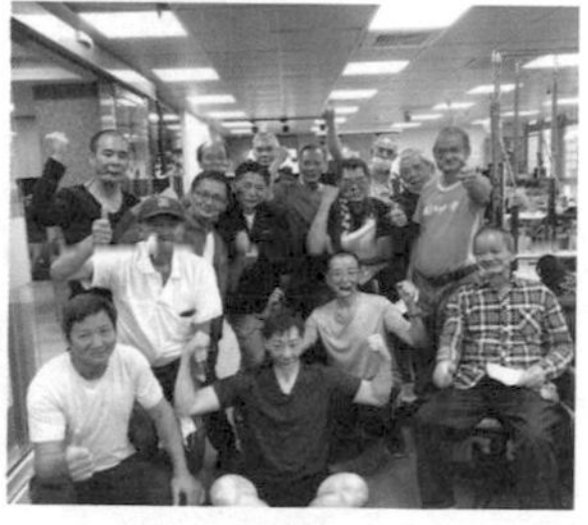

05 慢慢來沒關係，接受不完美的自己。

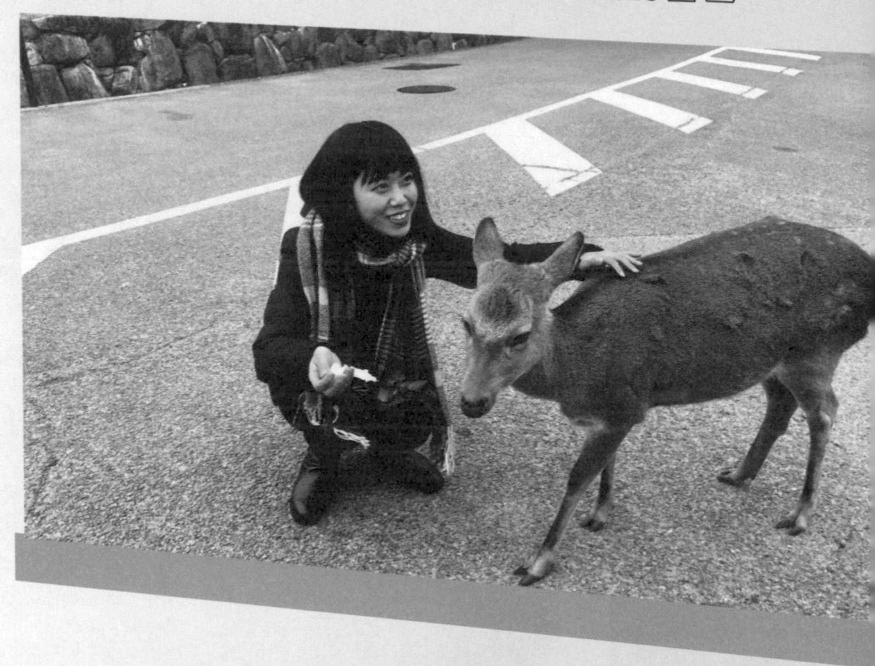

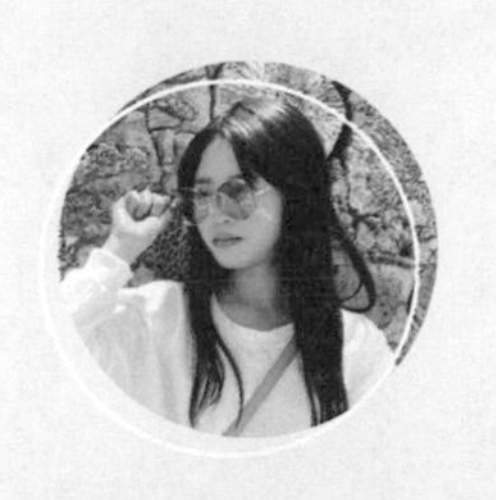

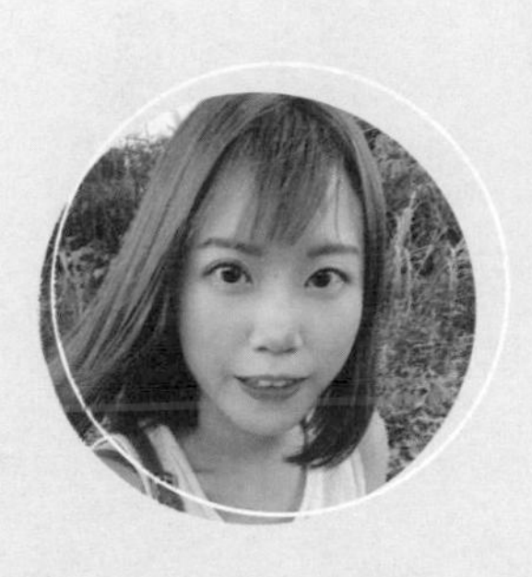

與肝癌共處，分享之路不再孤單

——陳苡寧

肝癌

診斷時間：2014年10月

「肝臟超音波發現大約四公分的陰影，要盡快去醫院檢查。」診所醫師眉頭深鎖。

一次例行的 B 型肝炎追蹤，讓我成了癌症患者，十分之一的肝臟及膽囊被摘除，八公分的 L 型疤痕就這樣留在肚皮上。

切除腫瘤就會好？那就切吧！

發現陰影後的一個月內，爸媽帶著我看了無數個醫師，反覆抽血、照超音波、斷層掃描，而我，也成為了「肝癌患者」。

我永遠記得確診那天，從醫院返家的路上，在我面前從沒掉過眼淚的爸爸，哽咽地說：「不要擔心，不管花多少錢，我都會把妳醫好。」

不同於自責又心疼我的父母，我異常冷靜，或許是因為當時並不知道癌症的嚴重性，相信醫師說的「只要把腫瘤切除就好」，不知天高地厚的我，直到被推進手術室時，還沒有意識到往後的抗癌路途有多艱辛。

手術後，經歷了哭求護理師增加嗎啡劑量、右側腹肌斷裂、左邊腹肌要撐起全身用力過度導致抽筋，連起身都痛得尖叫的日子，不服輸的我，隱瞞病情投入職場，成為社會新鮮人。

為了不影響工作，甚至連治療時都帶著電腦到病房工作，當時的我，只是配合醫師的安排治療，沒有讓自己真正的休息。因此，直到癌症復發，癌細胞在體內轉移，我才意識到身體早已發出抗議。接下來的四年內，經歷一次肝臟手術、兩次肝臟電燒、一次肝動脈栓塞、三次胸腔鏡，最後甚至割除了肺左下葉，進行六次的免疫治療。

「我只是想跟其他人一樣努力工作、盡情玩耍，如此平凡的願望，為什麼無法實現呢？」

「停下來，放寬心，做自己想做的事就好！」這句話很難安慰到我，畢竟我才剛畢業，什麼都還沒有開始，就要停下來，真的很沒道理，也很殘忍。

創辦個人社群，分享治療大小事

二〇一八年底，在醫師的建議下，我開始接受口服標靶藥物治療，副作用讓我失去了生活品質，就連日常活動都無法做到，手足症候群讓我痛到無法正常走路、握不住牙刷，掉髮及脂漏性皮膚炎也讓我對自己漸漸失去自信，看著鏡子既難過又生氣，但戴上假髮、擦掉眼淚、忍著痛，我依然用工作塞滿自己。

「腫瘤轉移到脊椎了……。」二〇一九年初，在工作中接到媽媽的電話，原來近一個月來的背痛，並不是運動傷害，而是癌細胞轉移骨頭。

這次，我徹底崩潰了，也意識到自己的狀態不再適合工作，需要停下來休息。一開始的我很慌張，找不到自己的價值和生活意義，緊接著，我在網路上搜尋相關病友團體，加入了一些病友社群，也在個人社群分享罹癌事實及癌後人生，除了不想再有所隱瞞之外，也希望把治療期間的資訊及心境分享給更多人。

經過許多考量、選擇，很幸運地，我遇到願意跟我一起並肩作戰的醫師，可以討論治療方法，也關懷著我的情緒，良好的醫病關係降低我的不安，也讓我更有信心接受治療。而我，也想把這些溫暖繼續傳遞下去，因此創辦了個人社群，分享更多治療期間的大小事。

「我想抱抱妳，給妳一些繼續努力的動力。」

「當妳有這麼正當的理由能怨天尤人時，卻仍選擇起床、健身、見朋友，妳真的好勇敢。」

「想隔空給妳一個擁抱。」

打開心房，分享自己的心路歷程後，得到了許多溫暖回覆和擁抱，讓我感覺自己不再是一個人，也很開心自己的分享，帶給許多癌友和陪伴者希望。

慢慢來沒關係，接受不完美的自己

在社工的鼓勵下，我開始心理諮商的旅程。在小而溫馨的房間裡，我又哭又笑，諮商心理師接住我對生命的所有不安及憤怒，從童年到死亡、家庭到工作，在對談中，心結慢慢被解開。

過去的我，把身體當作工具，有問題就修理，從來沒有好好傾聽它的聲音，沒有好好謝謝它這一路來的陪伴與努力。

在放慢腳步後的日子裡，我練習與自我對話、擁抱脆弱的自己，謝謝每天的經歷，也謝謝努力到現在的我，慢慢地發現，我已經接受不完美的自己。

確診肝癌之後，不斷地進出手術室、進行栓塞、接受放射治療、嘗試免疫療法、標靶治療，轉眼間已經七年了，活著的日子，有四分之一都與肝癌共處。

「現在就是盡可能控制腫瘤，希望能維持妳的生活品質久一點。」今年初，當醫師講這句話，我並沒有難過很久，我不想再去擔心無法控制的未來，只想把握每一天，做想做的事情。

「慢慢來，沒關係。」這幾年我一直告訴自己，這句話不代表放棄夢想，而是學著用自己的步調、舒服的方式前進。

3 1
4 2
5

1、2017 年考完高普考，獨自到澳洲旅遊 10 天。
2、與可愛的家人出遊
3、2020 年與包容我 15 年的摯友共遊蘭嶼。
4、第一次壓克力體驗，作品是隻淡定的獅子。
5、旅遊獨照。

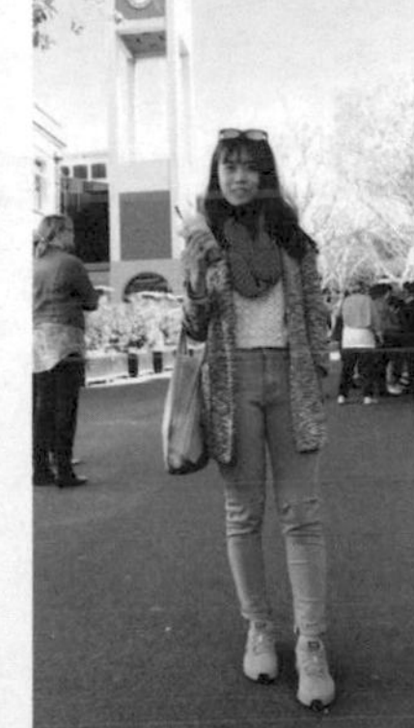

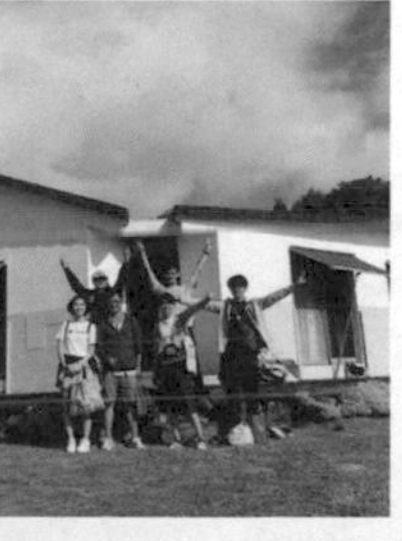

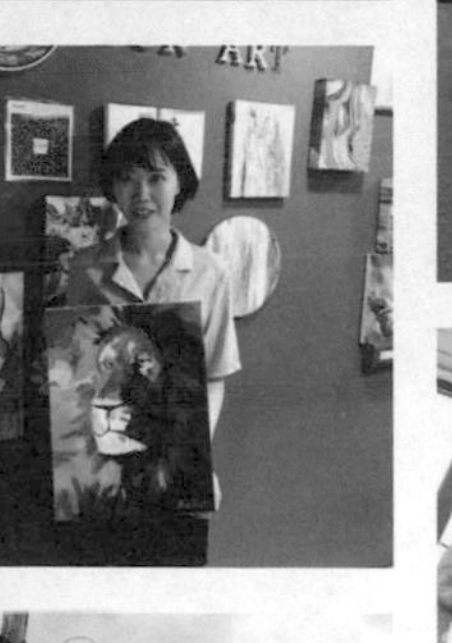

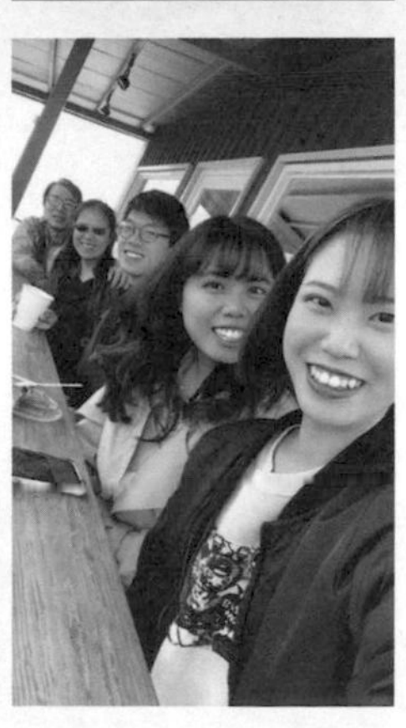

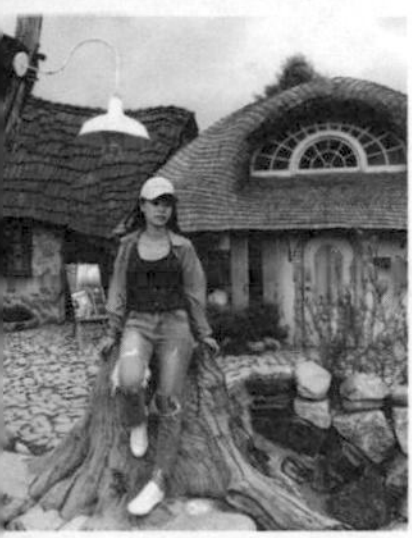

06 Try to be a person you wish you had.

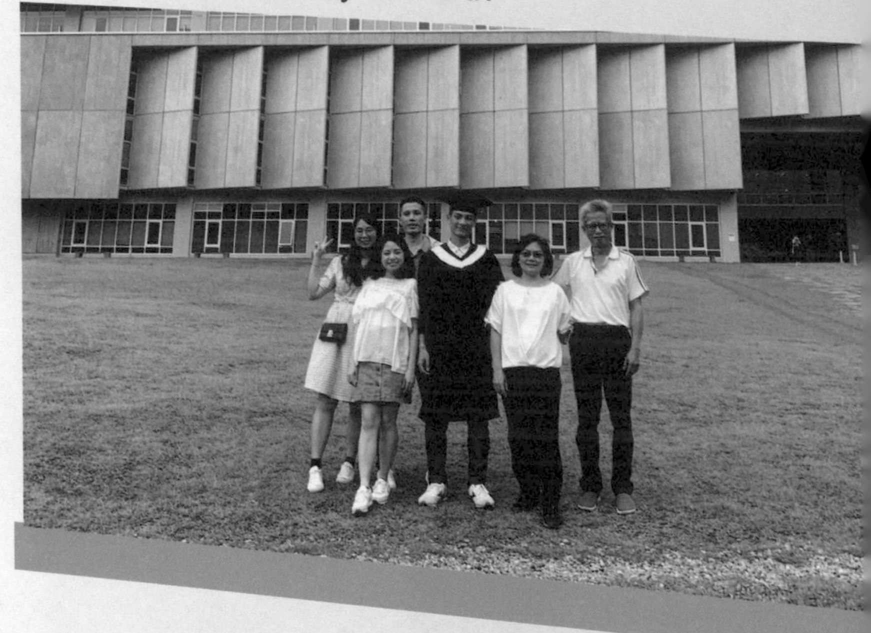

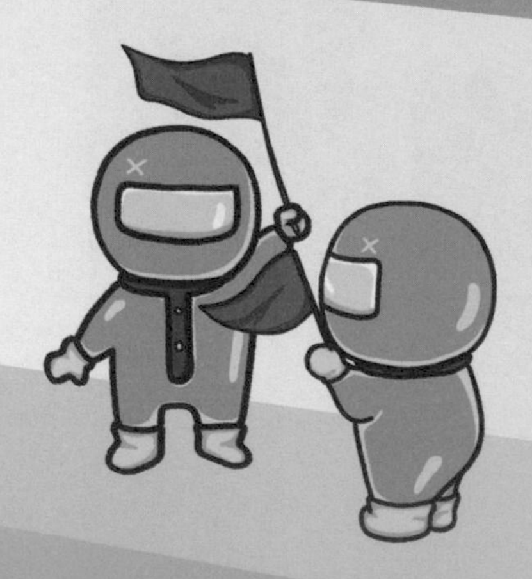

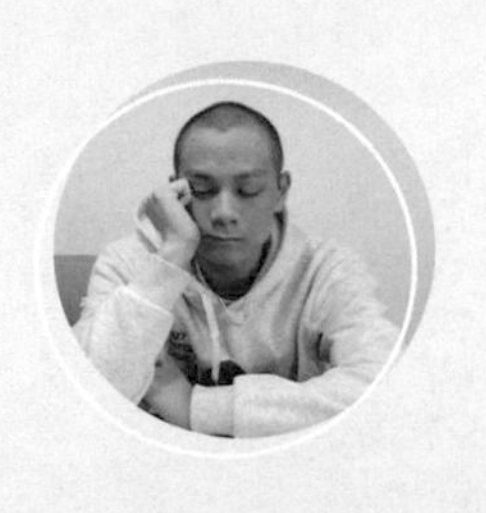

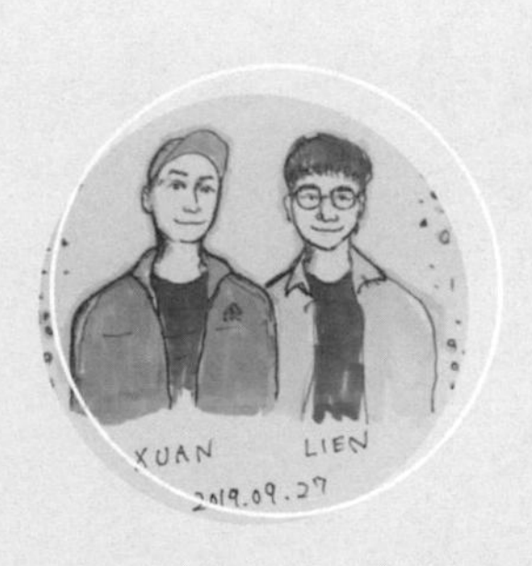

谷底展翅，成爲理想中的自己

——陳紹軒

何杰金氏淋巴癌

診斷時間：2018年8月

從小，看著同學出國度假、旅遊，我心生嚮往，因此，為了能夠申請獎學金取得去日本留學的資格，成了大學階段的努力目標，也是我一直以來勇敢面對治療的動力。

拉開抗癌之路的帷幕

還記得，大學二年級的暑假，某次洗完澡後，裸著上半身，媽媽疑惑地問：「你的脖子怎麼腫腫的？」我下意識地摸摸脖子，發現頸部兩邊確實不太一樣，但因為沒感到任何痛感，也就沒有理會，直到出現咳嗽症狀，到了醫院檢查，才意識到事情的嚴重性。

被告知確診的那天，我坐在診間裡，耳鼻喉科醫師從電腦螢幕移開視線，轉向我：「你這是淋巴癌，接下來我會幫你轉診到血液腫瘤科，好好治療就會好的！」故作鎮定的我，只是點了點頭。

離開診間後，全身無力的我，趕緊找了位置坐下來。

「什麼是淋巴癌？」、「為什麼是我？」、「我才剛通過日文檢定，終於有機會實現出國的夢想……。」千頭萬緒塞滿我的腦海。

還處在驚慌失措、腦筋一片空白的狀態中，一連串的治療開始進行，包括PET正子掃描、骨髓穿刺等。施打化療的那個晚上，看著藥水順著點滴軟管流進體內，我聚精會神盯著點滴袋，眼皮漸漸變得沉重，我也沉沉睡去，那晚是我睽違已久的熟睡。

醒來之後，胃痛、四肢無力等副作用慢慢出現，拉開抗癌之路的帷幕。

情緒失控，咆哮後的改變

罹癌初期，因為情緒的衝擊，加上化療副作用導致身體不適，身心俱疲的狀況下，我常常陷入負面情緒中，什麼都不想做、做什麼都覺得沒意義，當時的我也不懂得向他人分享內心的感受，只是自己壓抑著，日積月累下，情緒也瀕臨崩潰邊緣⋯⋯。

有一次，結束化學治療回到家，發現體溫偏高，父母開始緊張，對我的關心變得頻繁，我也因為身體不適而漸漸感到煩躁。

「我今天很累，想休息，我自己會注意狀況。」我壓抑情緒，對父母說。

「紹軒，量體溫了嗎？」十五分鐘後，他們仍持續關心我的狀況。

「為什麼你們不相信我能好好照顧自己？」一怒之下，我開始咆哮。

在衝突後，我的心中滿是愧疚，對父母而言，我是他們的生活重心，他們難免會擔心、焦慮，畢竟面對我所受到的病痛，他們也時常感到自責，認為是不是自己沒有把我照顧好。因此，也使他們把更多心力、注意力放在我的身上，只是不知不覺中，他們給予的關懷，卻也讓我倍感壓力。

這次的經驗中，我認為是彼此「信賴」不足，因此，我開始主動與他們分享，讓他們理解，我很努力打理好自己，讓自己舒適地生活，同時，也讓他們知道，若是我需要協助時，會主動開口，不會過度勉強自己。

持續了一段時間，父母也漸漸放心，相信我有能力照顧自己，不再放大發生在身上的一切事情，也不再處處擔憂與操心，這使我跟父母之間的關係也前進了一大步。

夢想破碎，心彷彿被掏空

化療結束後，我回到學校上課，再次取得赴日交換留學的資格，在赴日的手續中，健檢是其中一道必要程序。健檢後，醫師很快發現癌細胞仍殘存於體內，當下，覺得整個人彷彿被掏空。儘管有再多的不甘心、難過、不願意，我仍提交了資格放棄同意書。那天，還記得天空很藍、很清澈……。

治療期間的艱辛，無法用三言兩語道盡，面對難熬的副作用，心裡更是無能為力，甚至想放棄。治療結束後，原以為終於要完成到日本留學的夢想，但新冠肺炎疫情肆虐，為了避免風險，只好選擇遠距課程。

我的心中確實感到遺憾，但同時也在思考，人生會不會一直在理想與現實間找尋平衡，過著最適合自己的日子？

在治療期間與治療後做了許多事情，改變自己也間接影響身邊的親朋好友；體驗了很多新事物，認識了一點自己，瞭解了一些世界，我覺得心靈成長了不少，變得更有智慧。

我今年二十三歲，時常回望過去，想給自己大大的擁抱，也感謝一路上遇見的每一位，我很幸運在書寫的當下，還很健康地活著，也知道要更加呵護與善待自己。

不曉得正在閱讀的你們處於何種狀態，也請你們不論在什麼狀態，請試著成為自己想成為的那種人。

10 8 4 1
11 9 5 2
12 6 3
13 7

1、出移植室的早晨，換上畢業於「Cancer School」的T-shirt。
2、首次參加記者會，在超多攝影機前面發言。
3、好朋友傑祺總是帶著笑話來探望我。
4、5、6、7、大學要畢業！癌症學校也要畢業！
8、和好朋友阿超一起爬內湖龍船岩。
9、和女友一起去宜蘭的原住民樂水部落遊玩。
10、假日時，與哥哥、姐姐去郊外爬山。
11、在陽明山上，拄著登山杖，一躍飛翔。
12、和阿超一起爬汐止大尖山。
13、淋巴癌記者會的合照，我是四位中頭髮最少的。

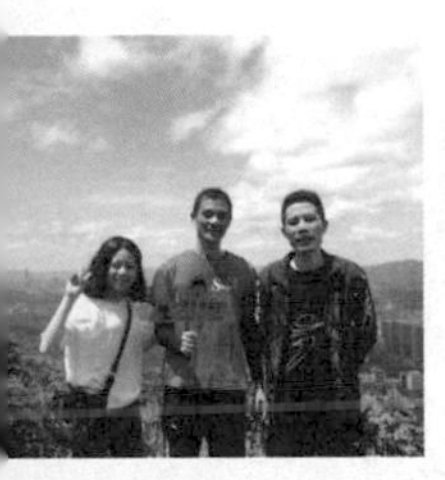
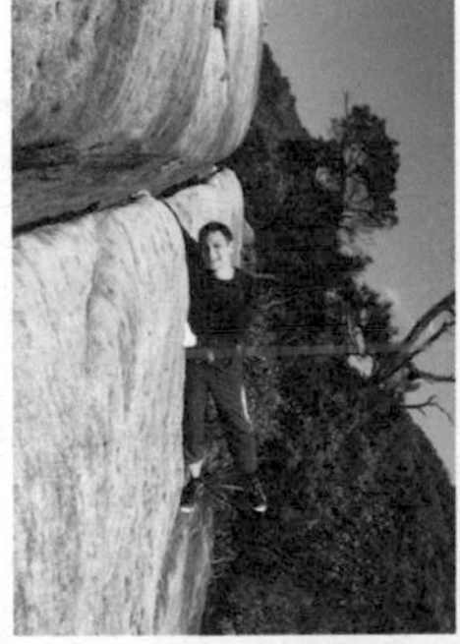
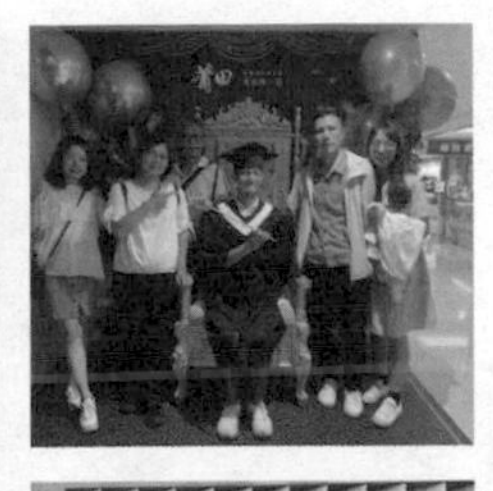
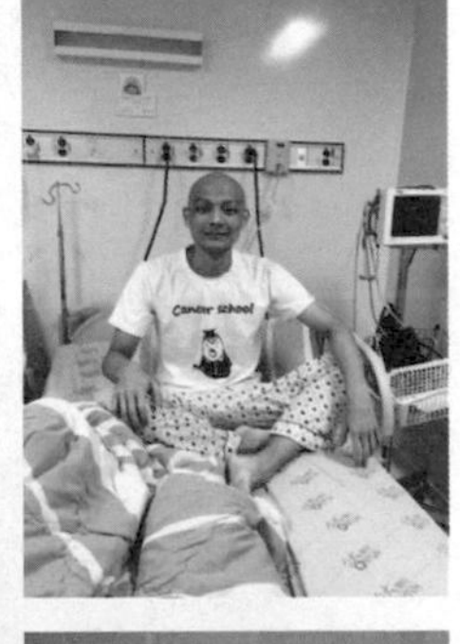

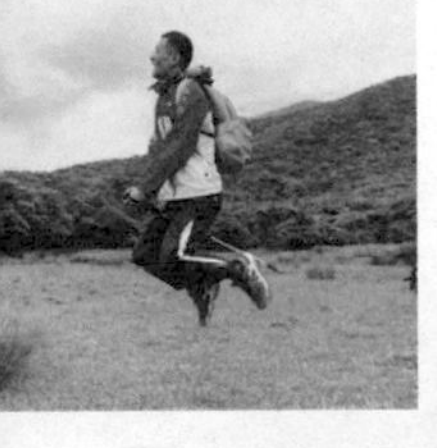
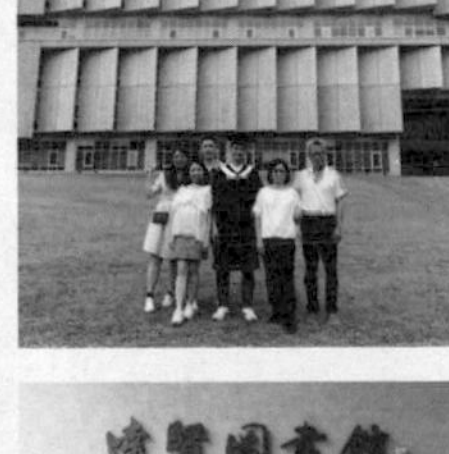
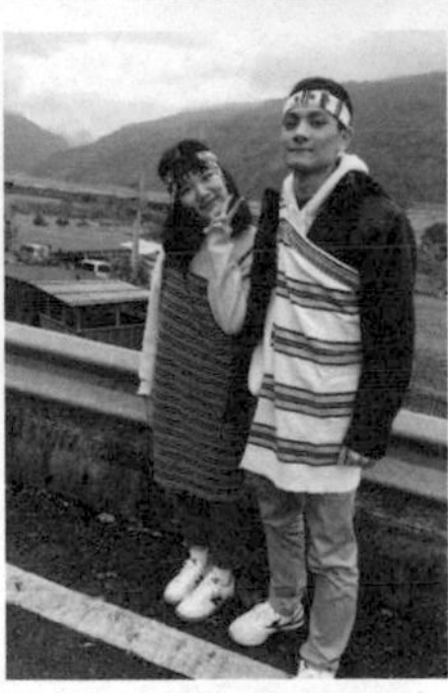
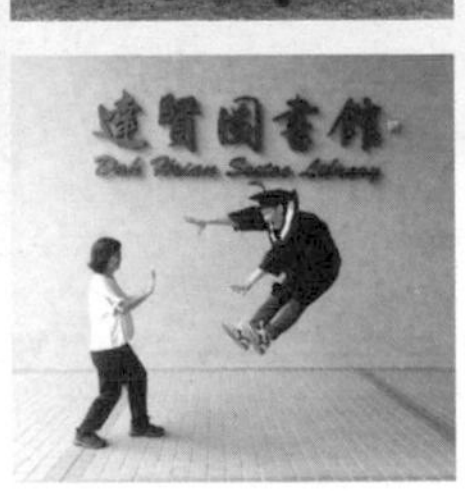

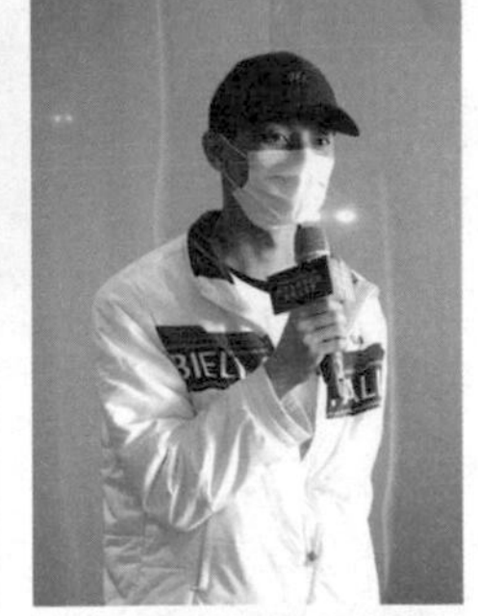
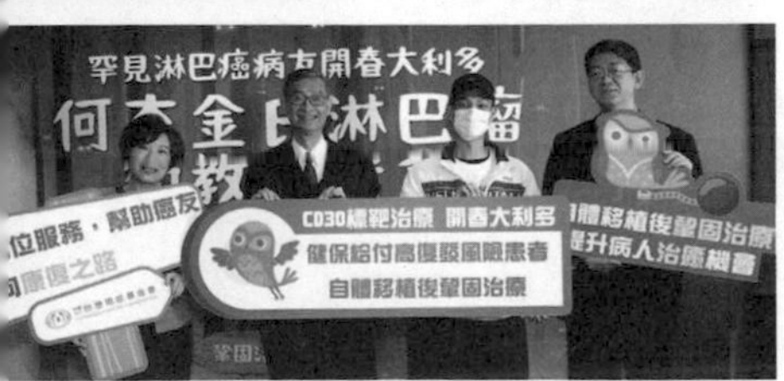

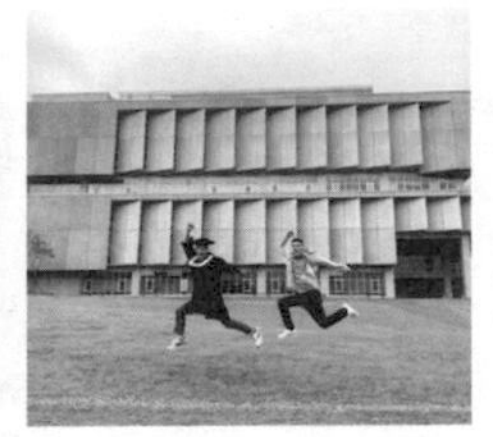
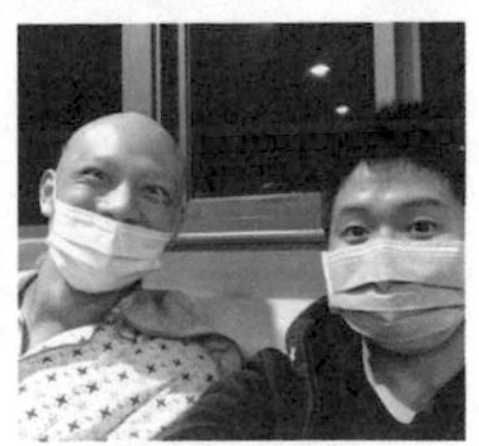

07 勇於面對困境，創造自己的生活。

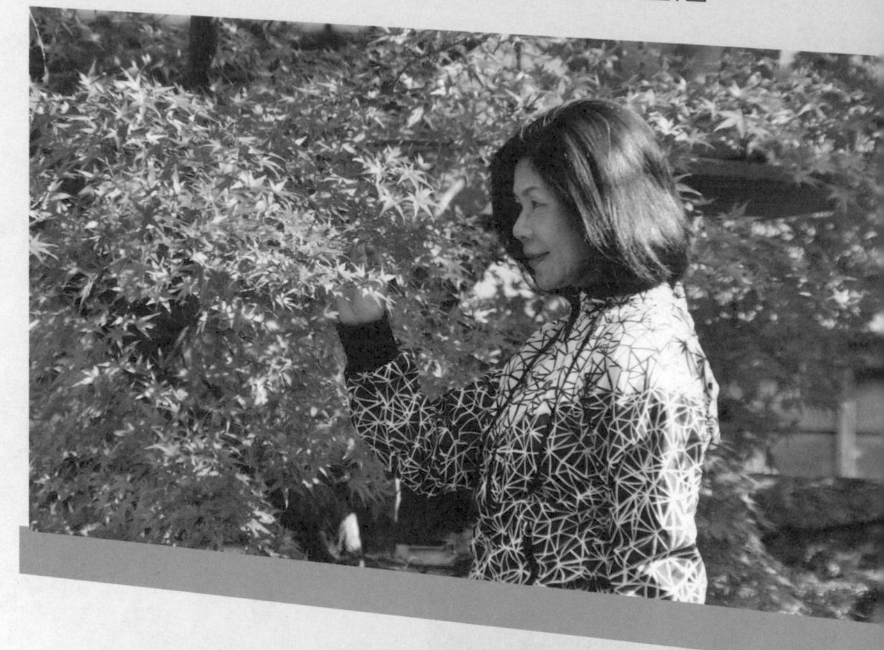

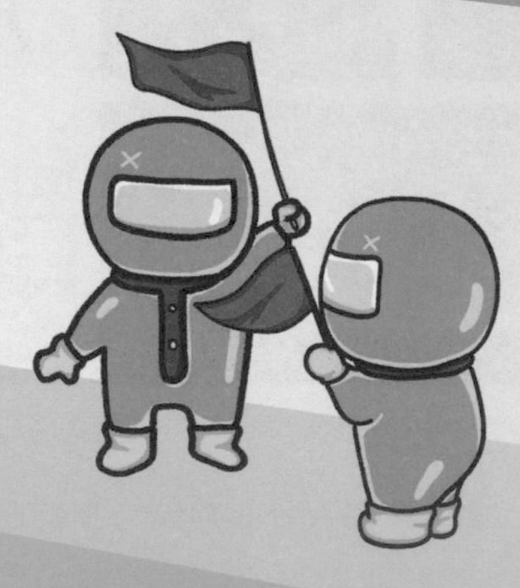

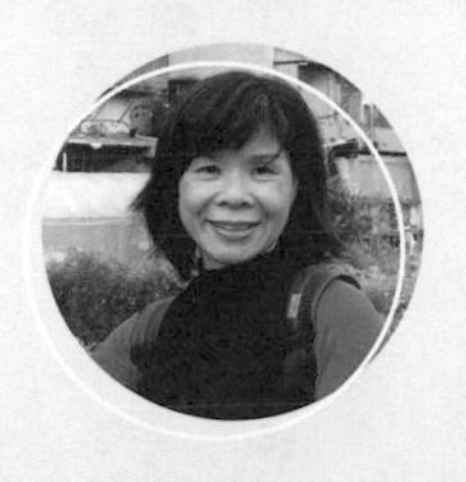

微弱之光，也能照亮黑暗

——黃素春

肺腺癌

診斷時間：2020年1月

一個人的一生，與癌症交手四次的機率有多高？

四十五歲罹患乳癌，八年後，換小女兒罹患骨癌；五十七歲的我罹患肺腺癌，半年後，小女兒罹患血癌……。如今，我已經五十八歲，本是享清福的年紀，卻已與死神博弈數回。

我曾為此撕心裂肺，但也就此釋然，這是屬於我的故事——

不想要只當個病患！志工身分找回生活重心

作為一名專業彩妝師，四處奔波、日夜顛倒的生活是家常便飯，有天意外摸到右邊乳房小腫塊，檢查後確診乳癌零期，被迫暫停所有工作，調整人生腳步。

幫助他人建立外在自信，本是我的工作，沒想到有一天，自己也要面臨「乳房切除」這種會讓人自信受挫的事。

正值事業成功、家庭美滿的人生巔峰，卻遭逢巨變，令我措手不及。一蹶不振的我，埋怨上天的不公：「我還要陪伴孩子們長大啊！為什麼是我？」但我不甘心還沒看到結果就放棄，決定勇敢面對疾病。

開始治療後，我暫停所有工作和社交活動，也因為乳房切除遺失了原有的自信，除了回診之外，其餘時間足不出戶。日子一天天過去，先生不忍心看我封閉自己，他便提議到乳癌病友協會，認識更多朋友。

接觸乳癌病友協會和台灣癌症癌基金會後，我理解到「癌症病患」並非負面標籤，即使生病也該享有人生的主導權！我不再把自己當成病人，穿上志工背心，開始加入醫院的志工行列，陪伴心慌恐懼的乳癌病友，也加入乳癌病友協會「369鄉鎮走透透」計劃，將溫暖傳遞給更多人。

抗癌和運動，一樣是條漫漫長路

治療過程中，嚴重副作用差點擊潰好不容易才建立的自信心。

服用荷爾蒙治療藥物後，出現了嚴重的副作用：三酸甘油酯異常飆高，加上時常感到耳鳴、頭痛欲裂，為了控制病況，醫師告知必須終生服用降膽固醇藥物，儘管按時服藥，數值仍舊起伏不定。

在熱愛運動的家人們鼓勵之下，開始一邊治療，一邊養成運動習慣，從賽道志工當起選手，從原本稍微跑步都喘得不行，到能完成一百公里的超級馬拉松，甚至受邀成為超級馬拉松代言人，後來還與先生一同創辦夜跑團。

運動讓我獲得滿滿成就感，膽固醇指數也趨於穩定，運動過程中，讓我找回屬於自己的光彩。

女兒罹癌、丈夫驟逝，苦盡真的會甘來？

當我努力了好久，找回生活的動力，沒想到正值青春年華的小女兒，在十九歲那年被診斷出骨癌，令我再次陷入悲觀的情緒漩渦裡。看著女兒的無助，想到她正經歷著我曾經歷過的，不免開始自責：「是不是我的關係，她才會生病？」我與先生無時無刻打從心底希望能代替孩子承受身心的病痛。

「媽媽，這不是妳的錯！」孩子堅強地安慰我。

陪著女兒經歷高強度化療、放療和手術，即使過程再辛苦，她都沒有放棄，我也告訴自己必須堅強起來，成為女兒的榜樣。女兒好不容易撐過了治療，也經過為期一年的穩定追蹤，看似逐漸穩定的生活，先生卻在某個深夜裡，因心肌梗塞，什麼話都沒說，永遠離開了我們……。

先生離開一年後，在乳癌定期追蹤回診時，得知報告異常，當下腦海裡只有混亂的思緒：「女兒才剛康復、丈夫也才離開我們不久，這個家該怎麼辦？」

深入檢查後，肺部出現陰影，我罹患了第二個癌症——肺腺癌，因為兩側肺部都有腫瘤，只好切除兩側部分肺葉，但也影響了心肺功能，連再平常不過的走路、爬樓梯都會感到呼吸困難。

屋漏偏逢連夜雨，在我手術後休息不到一個月，小女兒再次診斷出白血病，需要化療及骨髓移植。這一次，沒有先生陪在身旁，我只能孤身陪伴女兒面對疾病。

接連遭逢丈夫驟逝、自己與女兒二度罹癌的多重打擊，我轉身抹去眼淚，告訴自己，為了照顧女兒也要咬緊牙根、不能放棄。

如今，女兒已完成骨髓移植，也進入器官排斥觀察期，而我，已經邁向下一個五年追蹤期。

以微光照亮黑暗，罹癌也能精彩

這些遭遇曾讓我無法不憎恨上天的殘忍，後來，我試著轉念，將「癌症」視為上天給的禮物，也許是上天要我放慢腳步好好休息。

「有你真好！」是我最喜歡的一句話，在經歷人生的這些難關之後，我才明白陪伴能夠帶來最大化的溫暖與能量，希望能藉由自己的故事鼓勵更多病友，將痛苦的經歷轉換成正面的能量，即使是微光，也期盼能照亮正處於黑暗的人。

往後的人生或許還會有所起伏，但我只盼望能珍視活著的每一刻，用我所擁有的機會告訴更多朋友：「罹癌也能夠活得很精彩！」

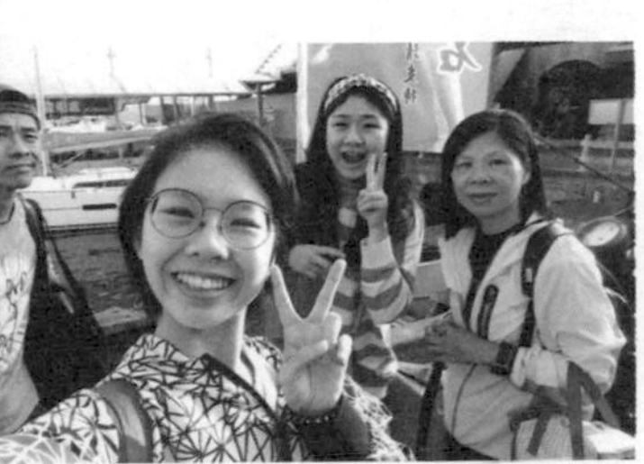

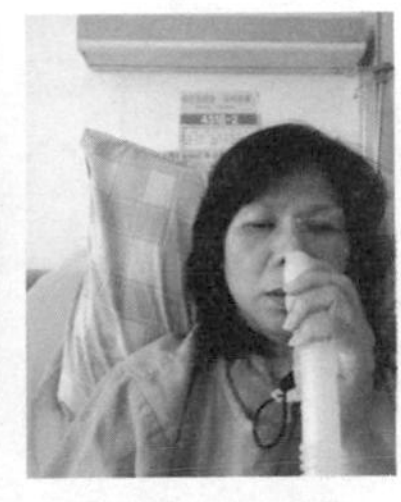

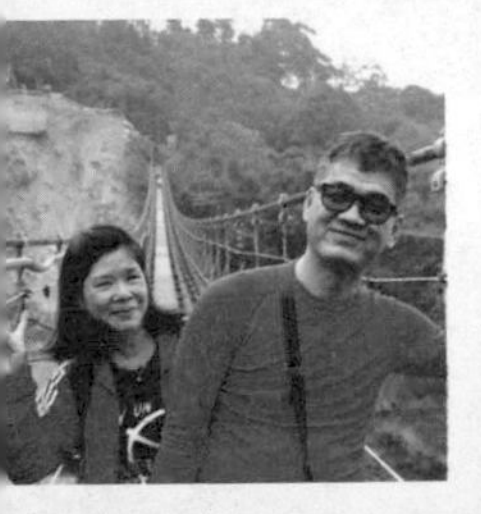

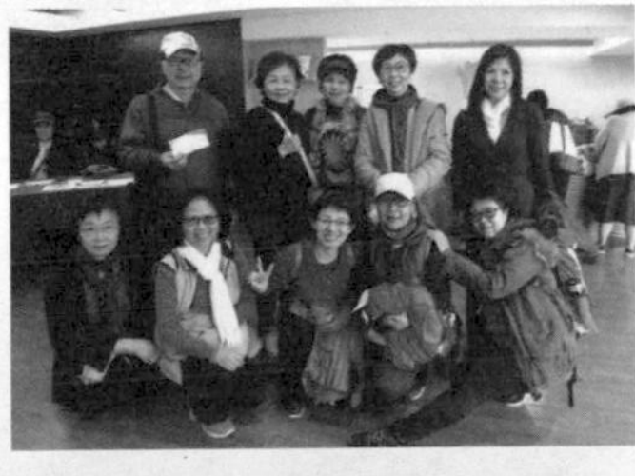

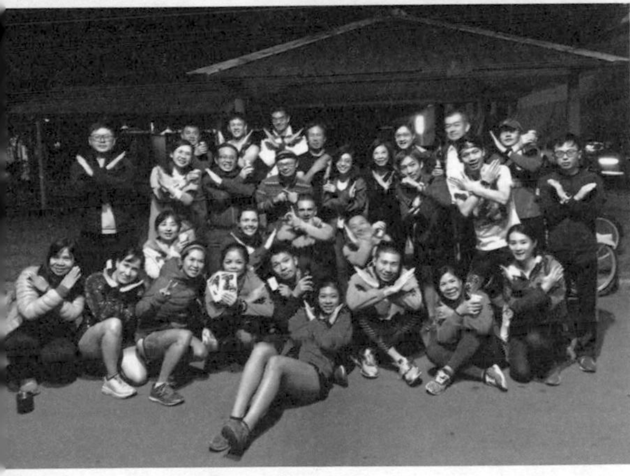

3 1
4 2
5

1、開刀後的肺部運動。
2、乳癌協會的姐妹們。
3、4、與先生、兒子和女兒一起出遊。
5、與先生創的夜跑團體 X HASH。

08 勇敢面對，快樂活下去。

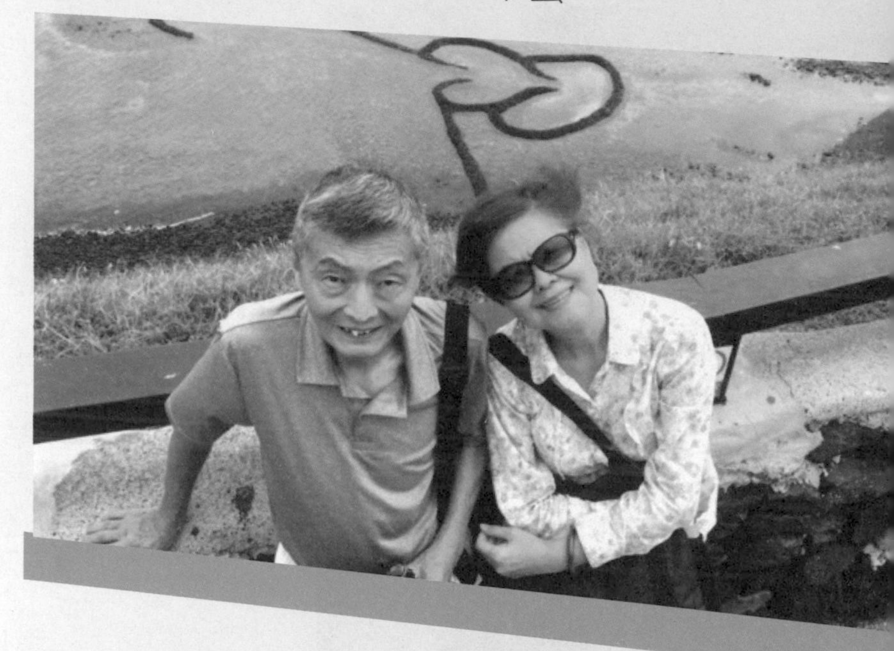

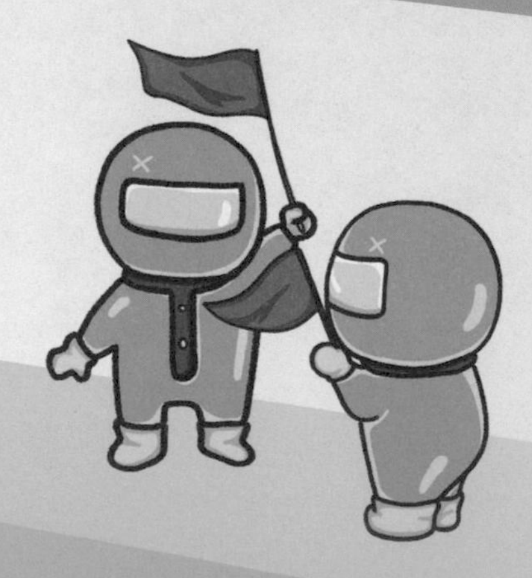

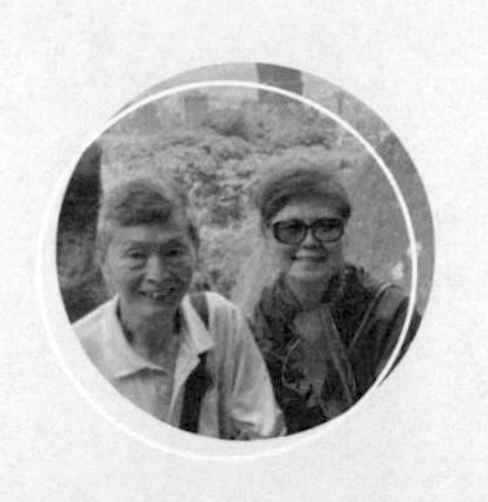

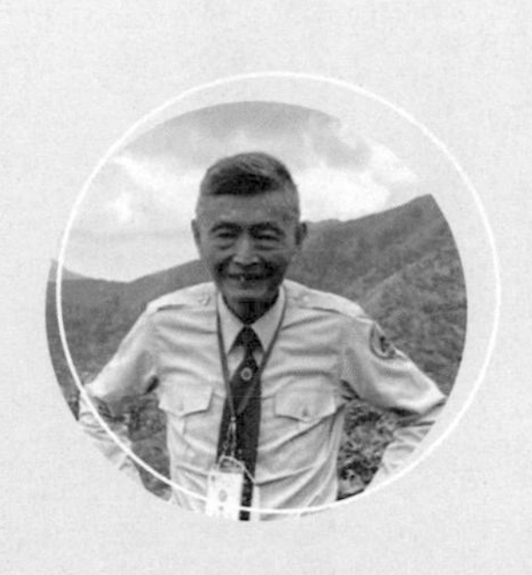

逢凶化吉，傳承生命的熱情——蔡勝進

肺腺癌
診斷時間：2016年3月

在教職服務二十九年，退休開始從事志願服務，每天晨泳從不間斷、登頂了五十座百岳，還是陽明山國家公園東西大縱走一日行的紀錄保持人……。

「這樣還會罹癌？」許多人聽了我罹癌前的生活都這麼問，不只他們訝異，我自己更是無法理解。

登山紀錄保持者，竟罹患肺腺癌

「你有多久沒有照 X 光？」五年前的一次例行檢查，醫師詢問。

聽見我很久沒做胸部 X 光檢查，醫師好意協助安排，怎麼也沒想到，這一照竟發現了左肺有陰影，隨即進行電腦斷層及穿刺檢查，確診罹患肺腺癌。當下，感到晴天霹靂，平時生活規律、不菸不酒，怎麼會是我呢？

「或許老天爺認為我的人生經歷不夠精彩，想要給我一次體驗成長的機會吧！」所以，儘管心中有再多疑問，很快就放下負面情緒與困惑，坦然面對罹癌的事實，勇敢面對接下來的治療。

一開始，許文虎醫師使用微創手術摘除左肺下葉，隔天就能下床運動的我，推著引流筒架，身上插著五條管子，在病房中庭散步，彷彿沒有動過手術，前來探望的朋友對於我的活力也感到驚訝。

癌細胞轉移，老天爺給的考驗

為了根除後患，開始接受化療。

「你怎麼了？」太太看到我扶著腰椎，擔心地問。

「應該是之前的運動傷害吧！貼個貼布就好。」在這之後的三個月，除了貼布，我還去醫院打了止痛針，但疼痛都沒有減緩，只好再請醫師檢查。經過斷層掃描，發現癌細胞已經轉移到骨頭，蛀蝕了一個大約十元銅板的大洞，經過醫師的診斷及安排，我從二〇一七年開始服用標靶治療藥物。

「這藥物要價一千五百元，好像吃了一客高級牛排！」我還能這麼開玩笑。

有次，在標靶治療的前一晚，因為蛀洞瘀血傷害到末梢神經，導致想上廁所卻又上不出來，一躺下尿意又襲來，來回折騰了整晚，實在痛苦不堪，隔天醫師幫我導出尿液，同時裝上導尿管跟尿袋。看著身上的「裝備」，我還要繼續志工服務，只好把尿袋藏在衣服的側口袋，照樣執行志工導覽服務。

在一次的例行骨頭掃描檢查中，發現原本骨頭上的蛀洞已經被標靶藥物修補，但附近又長出一顆小腫瘤，自此，我又開始接受三十次的放射治療，也恢復隔三週一次化療。

在那之後，癌細胞多次轉移骨頭，前後經歷了一〇七次的放射治療，幾乎每種化療藥物在施打約一年後，就會產生抗藥性，只能不斷設法更換藥物……。

每種藥物都會有一些副作用，但幸運地，我不像有些病友那麼嚴重。在服用標靶藥物後，會有腹瀉的狀況，需要同時服用止瀉藥，也因此，我的體重驟降十三公斤，呼吸器官、消化器官、排泄功能都受到影響；而化療或放射治療會有便秘的狀況，需要服用軟便藥，這過程中，我需要詳細紀錄，才能與醫療團隊討論如何調適、減緩症狀，不至於影響太多生活品質。儘管用藥有些副作用，但我臉色依然紅潤、講話依舊中氣十足。

「你是不是又瘦了？」許久沒見的朋友，只覺得我變瘦，看不出我是個癌症病患，這應該算是不幸中的大幸。

或許是老天爺認為還有需要我去修習的學分，因此不斷考驗著我，而我，一定會再繼續逢凶化吉，勇敢面對，快樂活下去。

一路貴人相助，專心與癌細胞共處

治療期間，不管是藥物的效果，或是副作用的緩解，難免需要等待，過去急性子的我曾感到難熬，但經過多次的磨練，現在已經學會放慢腳步，找到自己的身體也能夠跟上的節奏，不疾不徐、充實的生活。我想，老天爺想讓我修習的，就是這項功課吧！

很慶幸一路上有許多貴人相助，因為李發耀醫師的X光片檢查，才能夠早期發現陰影，進而早期治療，也因為家兄是麻醉醫師，幫我妥善安排療程，我只要遵照行事，無需擔心太多；陳威廷主任的親切照料，就像家人般無微不至，讓我的病況能夠有效處理並維持穩定；在我的學生陳夢蛟藥師的細心指導下，針對治療細節不斷調整，讓我能在治療期間也能保有良好的生活品質；以及妻子一路以來辛苦陪伴。因為有他們當我的靠山，讓我免於不安、惶恐，只需要穩定的和癌細胞共處。

癌症治療的過程中，醫療部分有醫療團隊專業處理，而健康的身體就靠自己維持，正向的心境更是要靠自己追尋，凡事盡力而為，才不枉費活著，人生也才有意義。今後，我仍會持續擔任志工，把握當下，也將經驗傳承下去。

	5	1	
10		6	2
11	7	3	
12	9	8	4

1、合家歡、子孫滿堂、滿懷希望。
2、陽明山菜公坑留影。
3、十三行建築之美，新進志工專業訓練。
4、種子 DIY 教學。
5、祖父、母級的畢業生為老師慶生。
6、中山樓志工隊台北賓館古蹟教育訓練。
7、夫唱婦隨，得獎無數。
8、獲頒新北市第八屆金志獎。
9、蘆洲國小五年級學生十三行遺址解說。
10、獲頒第九屆菁耆獎耆德獎。
11、獲頒第八屆菁耆獎積善家庭獎。
12、獲頒新北市第七屆金志獎。

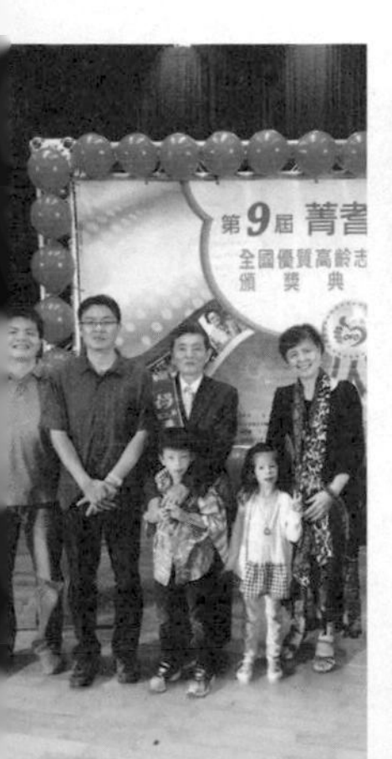

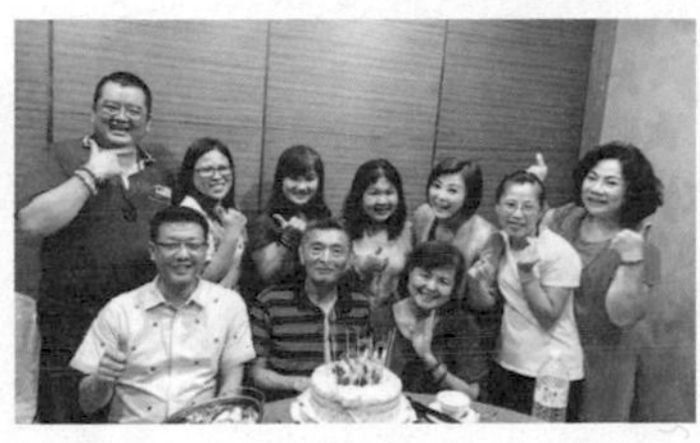

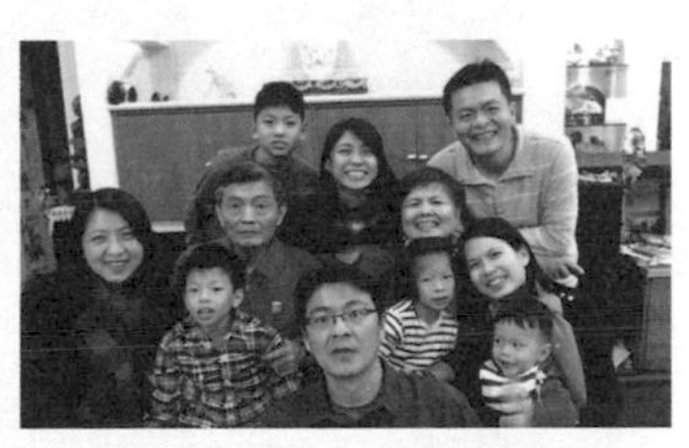

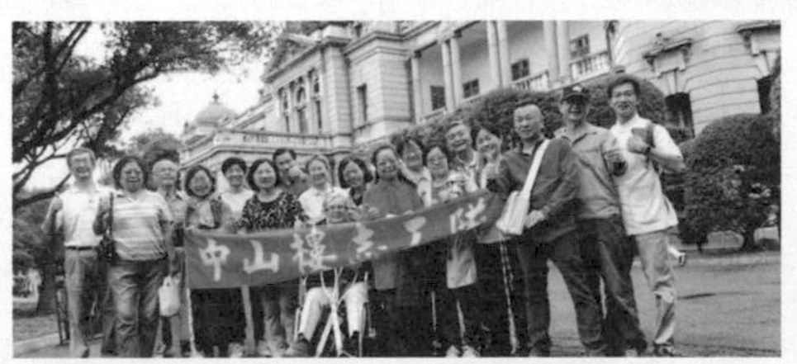

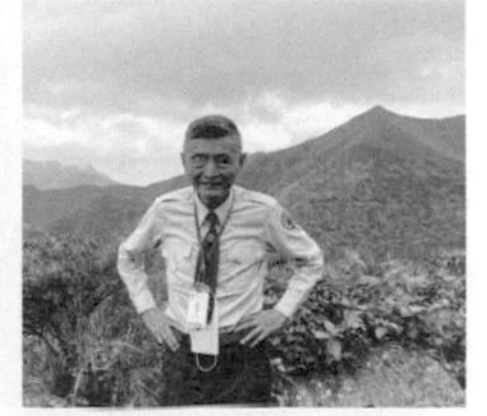

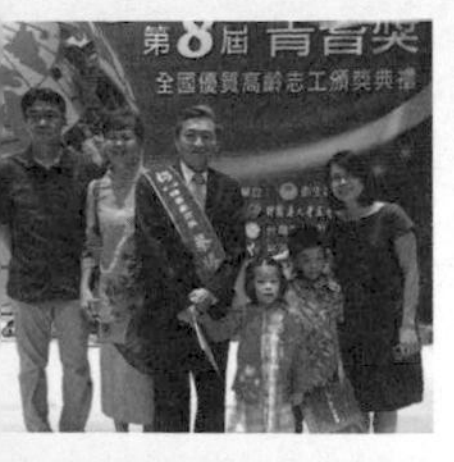

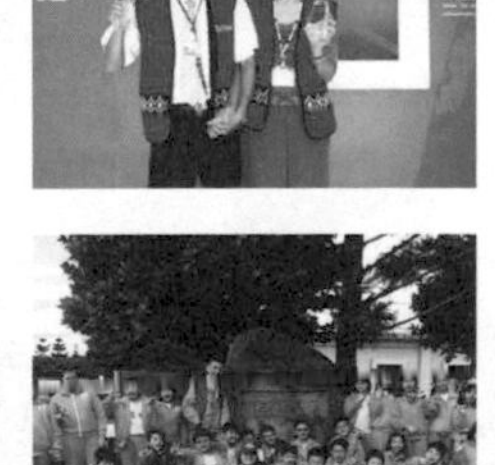

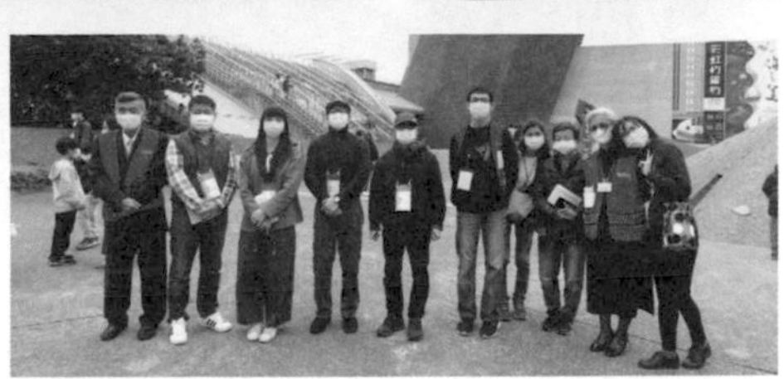

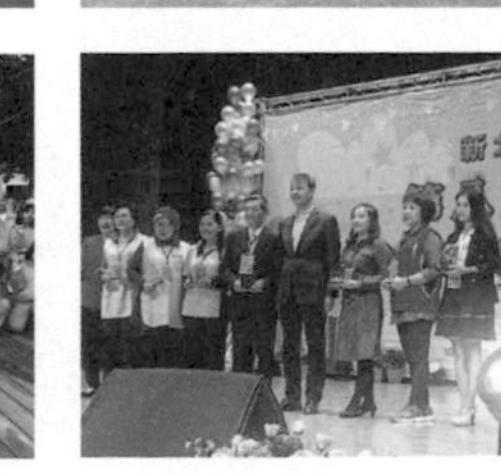

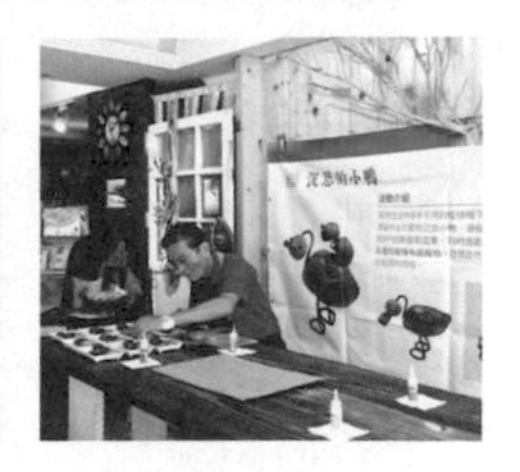

09 罹癌，是上天給我們機會，讓生命過得更精彩。

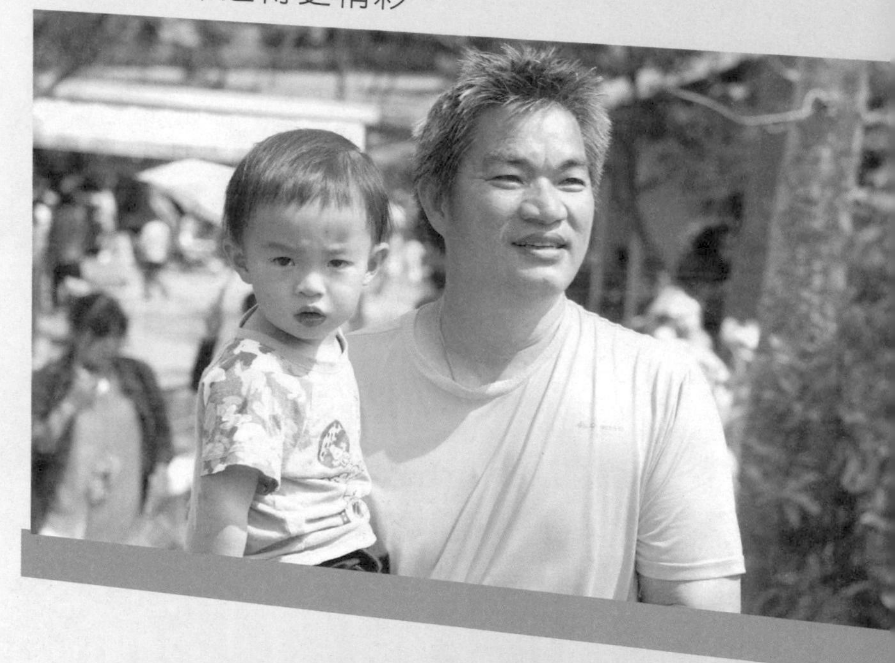

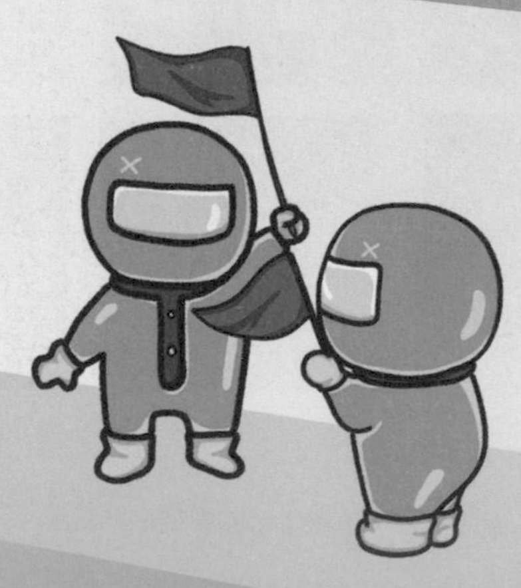

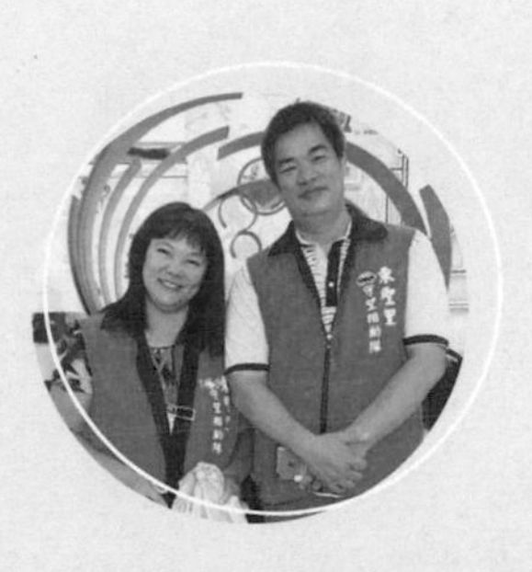

未知人生，活出生命的精彩

——蔡賢祥

大腸癌
診斷時間：2016年1月

我是一個水果商，一個凡事按計劃走的計劃男，在上天的考驗下，深刻瞭解到再完善的規劃，終究不及上天的一個考驗。

胃脹氣到胃絞痛，竟已大腸癌三期

開始發現身體出現問題，是因為腸胃道消化不良、容易脹氣，服用腸胃備用成藥後，狀況仍未消除，我卻不以為意，依然以工作為重，為整個家庭的生計操勞。

在這之間，拗不過家人的督促，而去胃腸科診所就診，超音波檢查疑似腸胃炎，治療未果，又到另一間診所，檢查結果疑似胃痙攣，我對這些症狀也不疑有他，沒有繼續做更深入的檢查。

漸漸地，狀況愈來愈嚴重，從腸胃脹氣到間斷性絞痛，但我不願再就醫，而是持續服用成藥，終於因胃脹氣而吐出胃腸液後，才被家人強送至醫院掛急診。

醫師細心諮詢病況，沒有特殊的病癥，所以暫時開立了止痛消炎藥物，並安排胃鏡檢查，我也同意自費做大腸鏡檢查，這也成了延長生命的契機。

「你已經大腸癌三期了！」

「腸道左彎道幾乎完全被腫瘤堵塞，需要立即開刀。」大腸鏡檢查後，立即發現腫瘤，並在當天將腫瘤切除，當我醒來，窗外已經夜色降臨。

得知罹癌的時候，心中不免感到錯愕，但因情況危急，在確診當下就進行手術，讓我沒有多餘的時間恐慌，也沒有多餘的精力怨天尤人。

忍耐嚴重副作用，只為和家人繼續走下去

清醒後，伴隨著麻醉副作用，因為乾嘔抽動，拉扯到傷口，瞬間的劇痛使得我只能全身蜷曲縮在病床上，不敢叫出聲音。無力地望著護理師從鼻胃管中抽出一桶一桶的液體，身體的不適終於得到了緩解，那一刻，我覺得醫療團隊真是上天派來的天使，讓我不再深受折磨。

就這樣在醫院住了十天，好久沒休息那麼長的時間，依然心心念念家裡的水果攤，一心想回到工作崗位上，於是出院後，我纏著術後束腹帶去補貨、開店，讓生活盡可能不因自己病況而受到影響。

一個月後，我也接著開始漫長的化療，那是我最痛苦的時候，當針劑一插入血管，隨即而來的噁心感，腸胃不正常蠕動、手腳末梢神經發麻，打完針劑，更要面對藥物的副作用，口腔黏膜破裂、食不下嚥早已是家常便飯。

「想要繼續陪家人走下去，這是必然的途徑。」在我想放棄時，想想家人，我就能再繼續撐下去！

投入志工行列，報恩社區與醫院

由於對於大腸癌的不瞭解，我上網瀏覽許多資料，看著罹癌者的平均壽命而深怕時間不夠，急於把家中的大小事交代給妻小，還執意要求他們配合，也讓家中氣氛變得更加緊繃、不安。

「你管不了這麼多，現在唯一能做的就是陪我們，有多久就走多久！」有一天，孩子忍不住情緒，

這一句話也點醒了我，我也終於清楚，無法扭轉罹癌的事實，但可以把握時間去做更多的付出。

因此，我開始投入社區及醫院的志工行列，心裡想著醫院將我從死神手中救回來，也該是我回報的時候了。

開始安排志工及伴親的規劃，加入社區守望相助隊、環保志工隊、社區防暴宣講師培訓，並在醫院擔任志工，服務更多病患，用自己的經驗和病友分享，同時，也試著減輕他們的恐慌及無助。

我很好，因爲我讓每一天都活得有意義！

身為一個病友，我只希望能夠在未知的生命，留下點什麼能讓他人記得。因此，我把握每一天，也用心過生活。

確診罹癌後，「生死」不再是一個很重要的結果，因為生死是很自然的事情，對我來說，這是一個自我提醒，提醒自己要好好把握時間，為關心我們或是我們所關心的人，創造更多的幸福快樂，這才是最重要的過程。

我們只是擁有生命的使用權，而非所有權，重要的不是活了多久，而是這些年，你選擇怎麼過？

每每回到醫院追蹤看診，主治醫師最常問：「你最近還好嗎？」

「我很好，因為我努力地讓每一天都活得有意義。」我堅定地回答。

在有限、未知的人生中，若能做最大價值的運用與付出，才算不枉此生，對吧？

5 1

6 4 2

7 3

1、術前生活照。
2、術後生活照。
3、主動參與防災士培訓。
4、社區活動服務志工與新樓醫院唐修治醫師合影。
5、接受大愛電視台訪問，說明社區弱勢照顧作為。
6、社區志工向分局進行簡報。
7、組織社區紫絲帶防暴志工隊。

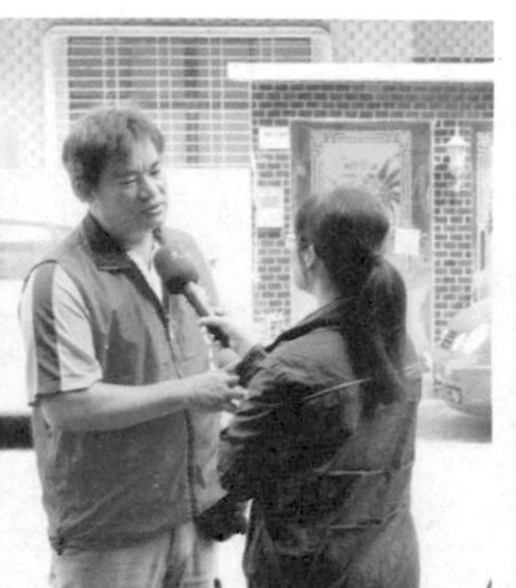

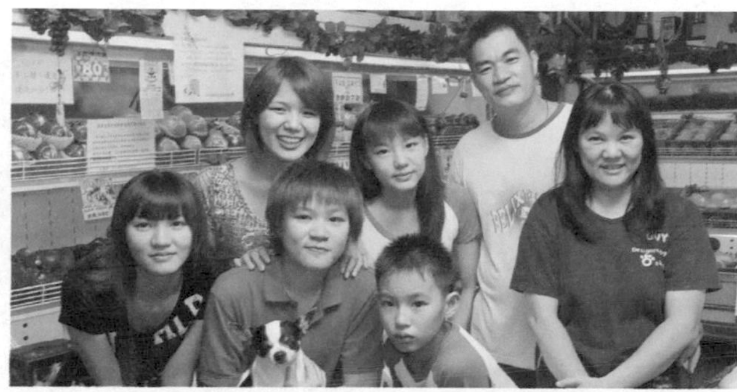

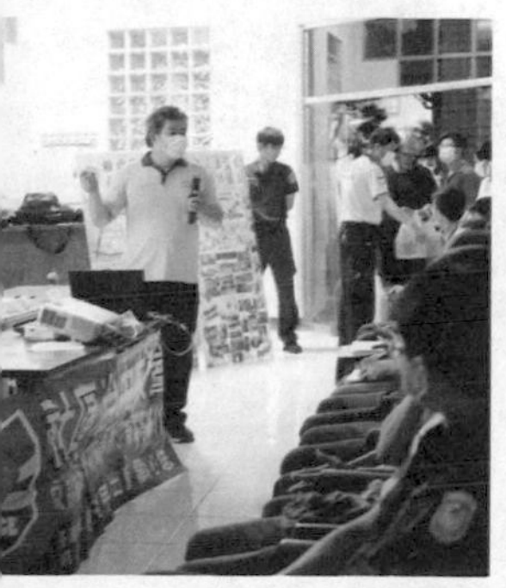

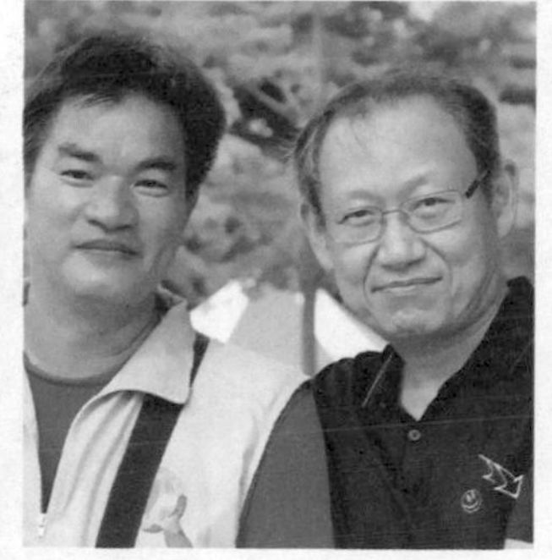

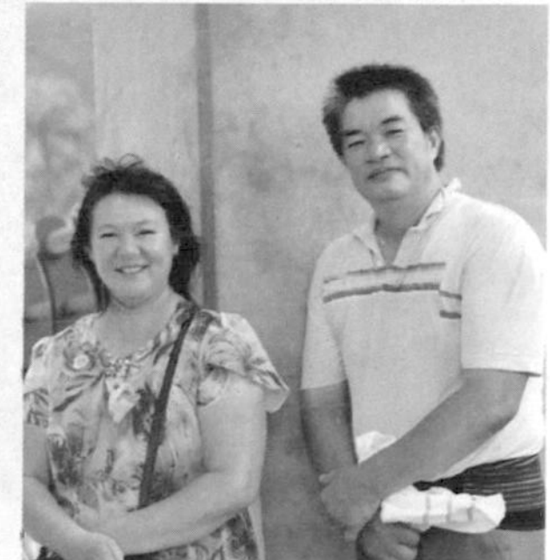

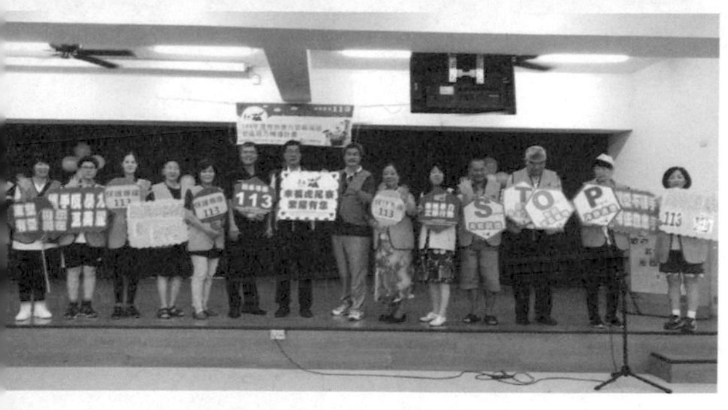

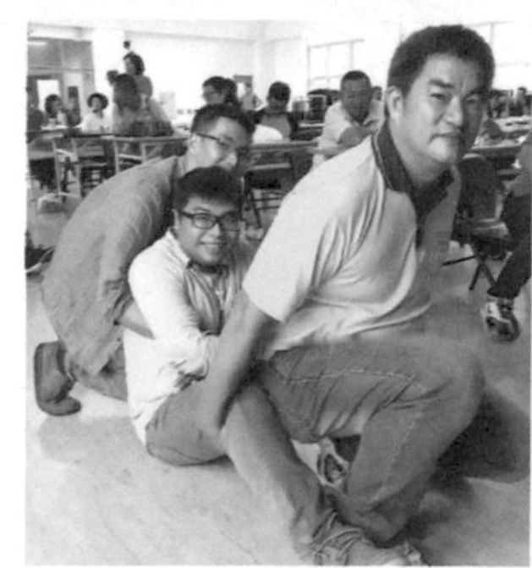

10 面對疾病不用懼怕，只要還有一口氣，就努力過好每一天。

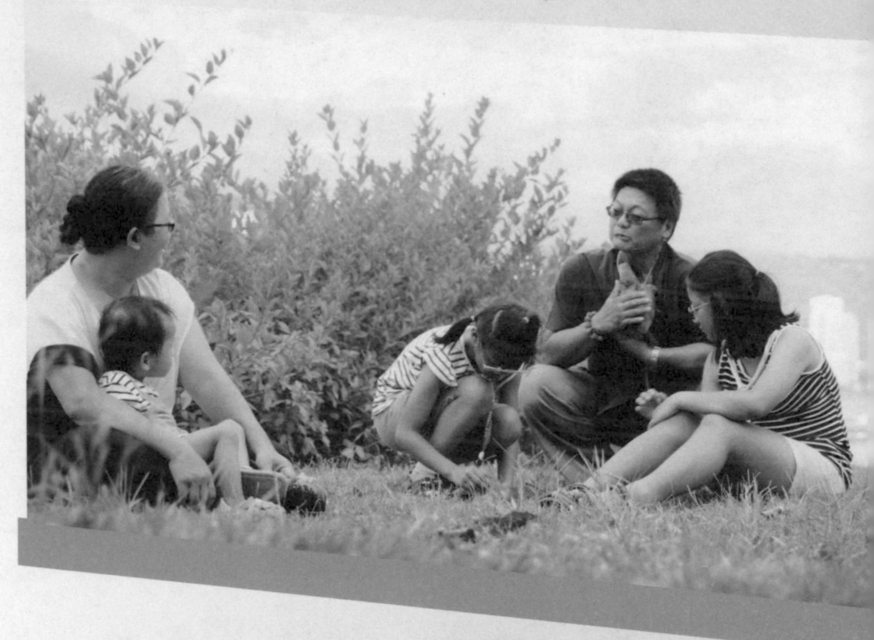

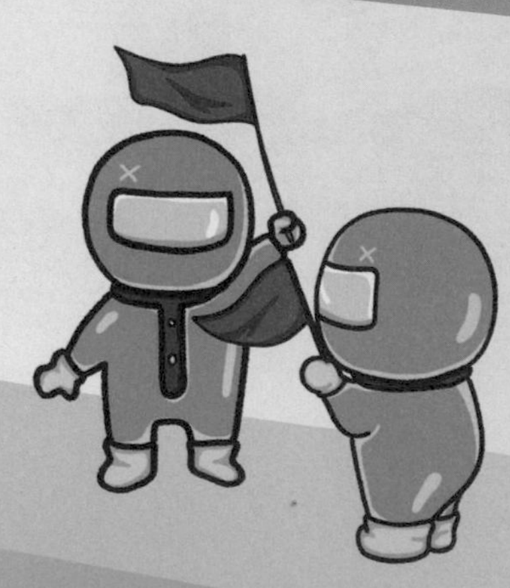

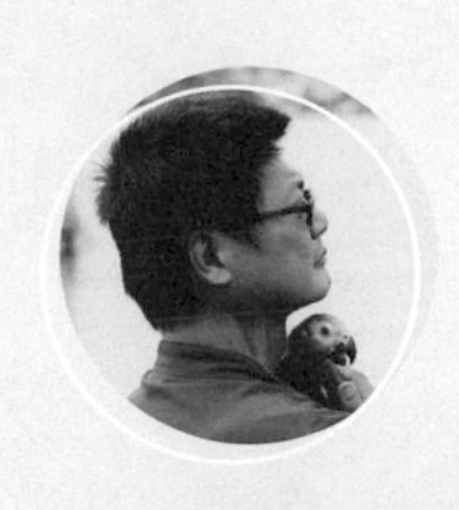

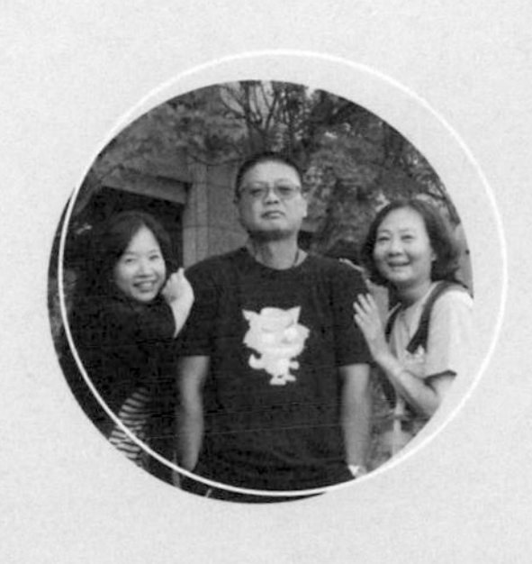

癌後重生，繁盛生命的榮光

——謝榮光

舌癌

診斷時間：2012年2月

如果時間可以回到二十歲那一年，我就會好好聽醫官的話，到醫院檢查⋯⋯。

小學就曾接觸菸、酒、檳榔，到了高中畢業，進入水電這一個行業，菸、酒、檳榔更是成為生活和工作上的「必需品」，樣樣不離身。

致癌三惡樣樣碰，醫師一語驚醒夢中人

十八歲那年，偶然發現舌下有小白點，但我仍然仗著年輕，不願就醫。二十歲那年兵役體檢，醫官發現小白點後提醒：「要去醫院做個檢查。」雖然嘴上說好，卻馬上將這件事拋在腦後。

直到四十二歲那年，與太太到日本旅遊，海鮮大餐中的帝王蟹腳不偏不倚就插在那白點上，讓我痛得無法入眠，傷口也在幾天後逐漸變得嚴重，甚至潰爛。因為無法進食、說話，老婆立刻送我到榮總口腔外科檢查，但她前腳剛走，我立即攔了計程車回到工作崗位上，被她發現後，便指責：「你根本不重視我跟女兒！」

「我這次會乖乖去看醫師啦！」我連忙答應，絕對會去檢查。

那天，老婆跟女兒陪著我一起去醫院。

楊政杰醫師看了一眼，皺著眉說：「看也知道是癌症，怎麼拖這麼久才來？」

我轉身抱起六個月大的女兒，問了醫師：「如果不治療，會怎麼樣？」

「你只剩下幾個月的生命了。」醫師冷不防地說。

「如果治療的話呢？」

「大約兩年。」

我聽了之後笑笑回答：「醫了也只能多活兩年，那我不如不醫。」醫師嚴肅地說：「你太自私了！老婆這麼年輕、女兒只有幾個月大，你難道不願意負起父親的責任嗎？」醫師的這段話，讓我當場愣住，也隨即接受醫師切片、手術的安排。

因家人支持，熬過副作用折磨

因為對麻藥有抗藥性，遲遲無法進行手術。於是麻醉師拿了麻醉同意書讓我簽名，並說：「這次麻醉藥劑量較大，會有癱瘓的風險，也可能再也醒不過來。」雖然曾經想逃避治療，但楊醫師的話還言猶在耳，我並不想讓年邁父母面臨白髮人送黑髮人的悲傷，也不願讓妻小成為孤兒寡母。現在的我，真心想積極接受治療，只希望能有多點時間陪伴家人，所以鼓起勇氣，簽下了同意書。

當我再次醒來，發現自己躺在病房、舌頭已經被切除，也被告知接下來的半個月都要用鼻胃管進食。雖然知道癌症的治療絕不可能舒服愜意，但聽完個管師的衛教，也給自己做了心理準備。但當放射線治療進行到第六次時，嘴唇、口腔到喉嚨開始破爛不堪，就連張口、吞嚥及呼吸都讓我痛到想放棄。口鼻腔充滿濃烈的腐屍味，難受到連喝水都會忍不住噴吐出來，令我狼狽不堪，這也導致我無法進食，體重驟降了三十二公斤；也因為放療的關係，導致我從臉頰到脖子的皮膚如同燒焦般發黑、緊繃，現在想想，若不是妻小的陪伴與支持，我應該早就放棄了。

歷經人生風暴，創立「頭頸愛的家」

年輕時，我經常打架滋事，有了家庭後，便開始忙著工作賺錢，怎麼還有心力去幫助別人？然而，因緣際會下，我加入了口腔癌病友團體，看到許多人就像看到年輕時的我，菸酒檳榔不離身，也不聽家人朋友的勸告，這興起想幫助更多人的念頭。

在醫療團隊及抗癌戰友的協助下，「中華民國頭頸愛關懷協會」順利成立，我們開始到學校、社區及醫院，擔任志工，藉著講座宣導戒除菸酒檳榔、分享生命故事，也讓病友瞭解均衡飲食的重要性；與病友的互動中，宣導口腔復健能有效恢復吞嚥及語言功能，也鼓勵病人別因外觀的改變而失去自信。

「頭頸愛的家」臉書社團的創立，讓我們有機會幫助病友，讓他們能有一個彼此鼓勵、交流的平台。罹病前，我仗著年輕、身強體壯，遲遲不願意戒掉惡習，甚至不願意就醫檢查直到後來親身經歷，才瞭解到健康需要從日常培養。生病後，我雖然失去了工作的機會，收入也受到影響，但是內心滿足、幸福的感受持續增加。

曾經，醫師宣判我只剩下兩年的生命，但努力至今，已經超過九年了，現在的每一天，我更加珍惜與家人的相處，更想付出我的心力幫助更多人，如同父母為我取的名字——「榮光」，期許自己能繁盛生命的果實，散發美麗的光芒。

我因癌症而重生，只要還有一口氣在，就要努力過好每一天，勇敢踏實去追逐夢想。

3 1
4 2
5

1、喜歡到處走，把世界的美好收錄在相機裡。
2、載著口腔癌末期病友，完成北海岸旅遊的夢想。
3、參與協會家訪關懷及提供營養品物資。
4、民防工作啟動，參與志工服務的第一步。
5、帶著全家一起拍攝公益影片。

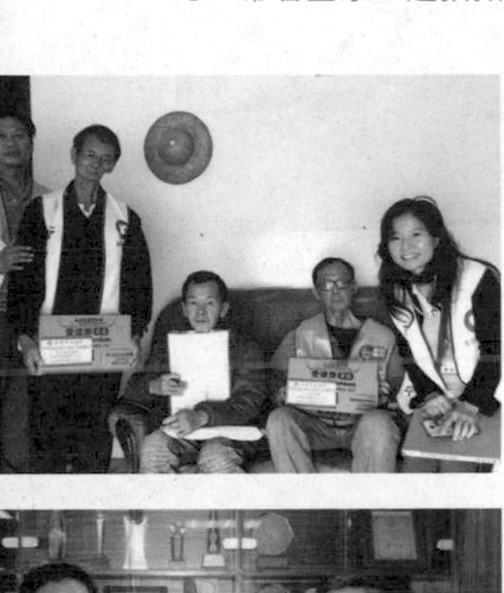

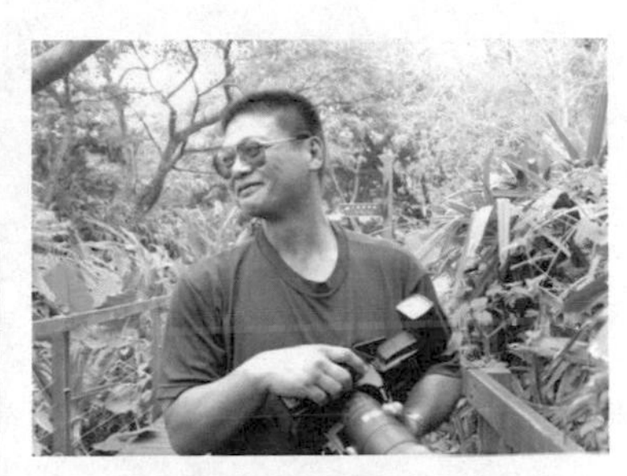

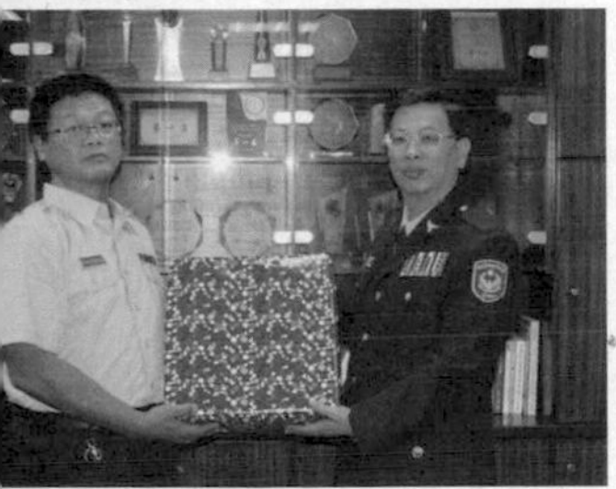

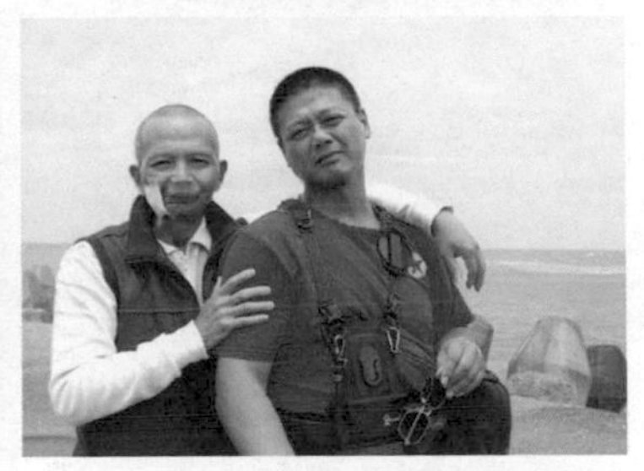

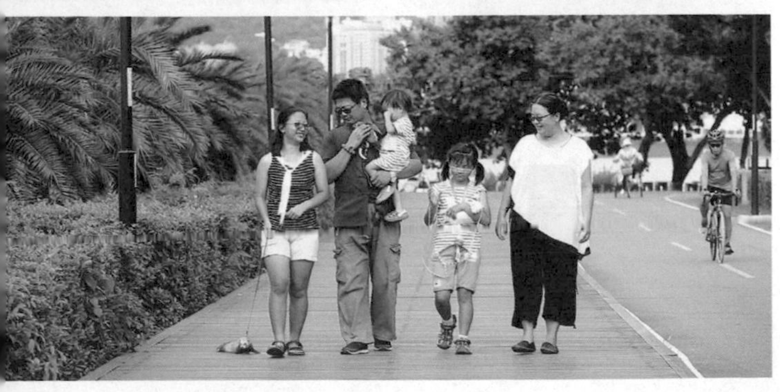

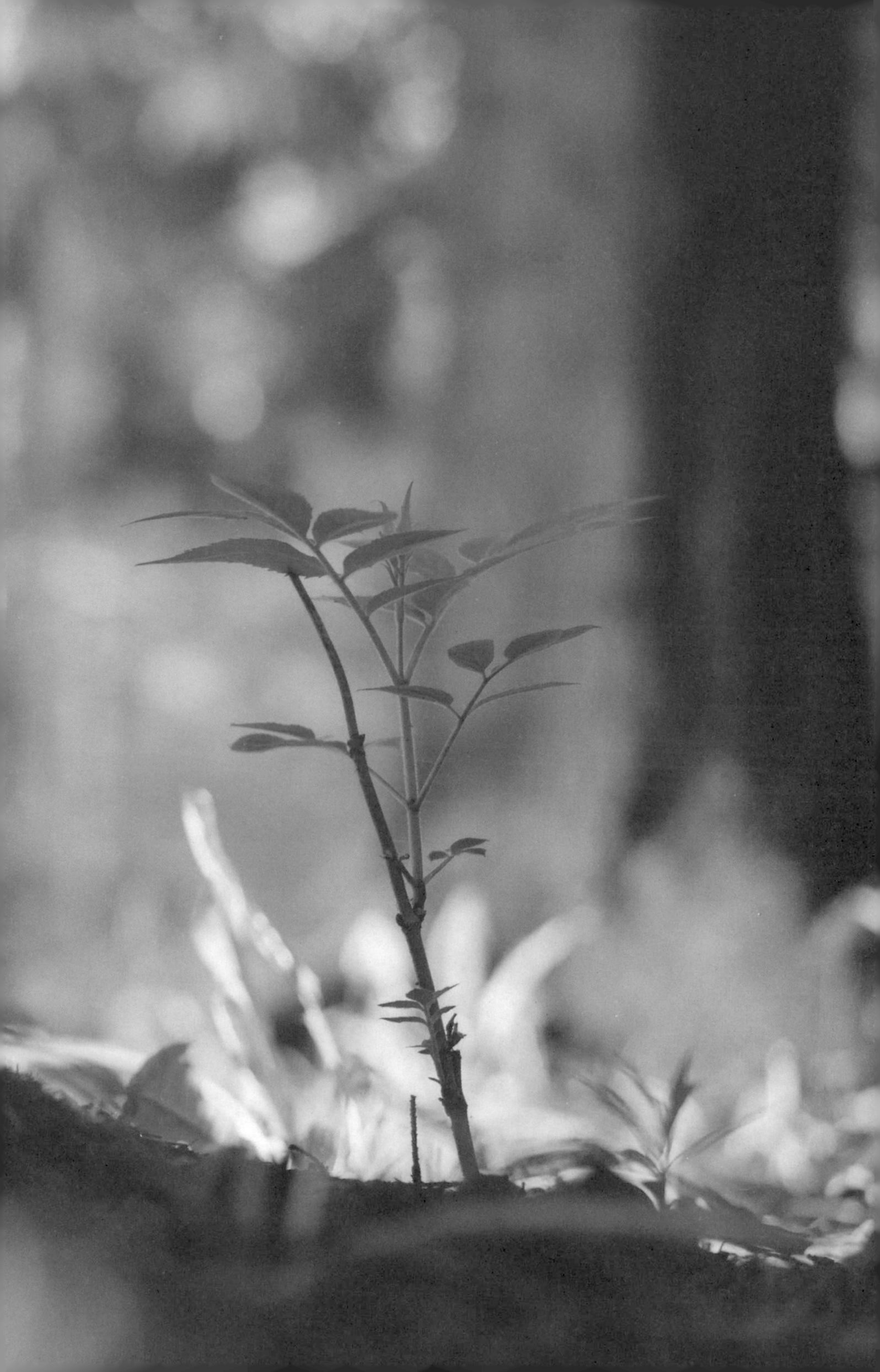

〔專家篇〕

與癌症溫柔共存，成就「心」力量

我的身體不是我的身體！收錄癌友從罹癌開始，到治療過程的真實心聲，透過各界專家的溫柔指引，突破內心障礙，成就「心」力量，扭轉徬徨無助的命運。

1

罹癌讓我懷疑人生

我從來沒中獎過
這次為什麼就是我呢

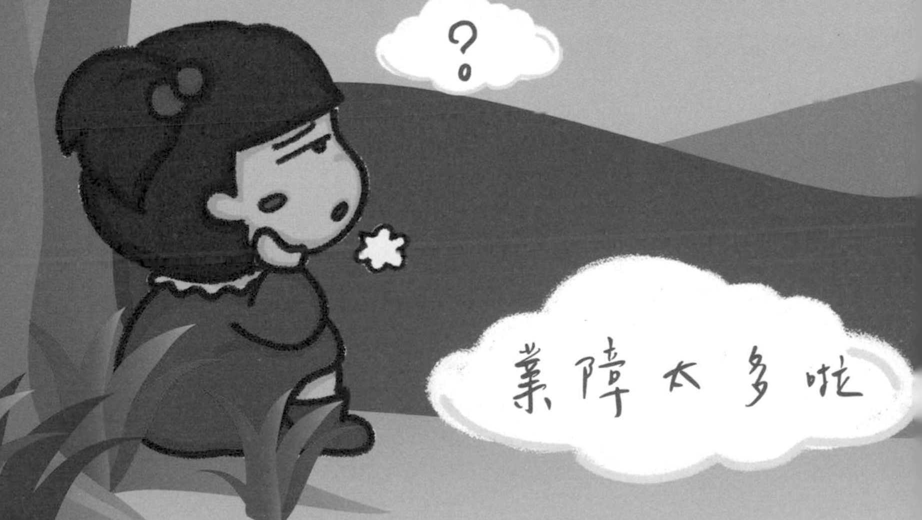

真心話 1

癌症是什麼？是不是絕症？

諮詢專家／馬偕醫院榮譽主治醫師、馬偕學校財團法人董事長　賴允亮

採訪．撰文／趙敏

人體像是一個社會，各個族群的組成與相互合作，可以讓身體維持正常的運作，而癌症就像反社會族群的叛變。

癌症，代表身體裡的一些族群發生不正常變化，例如清潔系統出問題，使得具有毒害的東西一直堆積在身體裡，從小地方逐漸影響整個社會的健康。因此，治療癌症的目的，就像維持正常社會的運作。

細胞失去控制，轉而攻擊自己人？

身體是由許多細胞組成，當細胞的生長失去控制，長得比正常的細胞快，形狀改變、大小不一，就成為腫瘤。失去控制的細胞會近端攻擊，擠壓、侵犯周邊正常的細胞或組織；有些癌細胞則像傘兵，會藉由血管、淋巴管等跑到別的地方，比如說原來腫瘤長在肺部，隨著血液轉移到腦部，屬於遠端攻擊。

雖然癌症發生的原因，在科學上有大致的推論，但多數因素仍不明白，只有少部分知道與哪些因子有關，例如嚼檳榔會影響口腔細胞病變，進而引發口腔癌。

近年基因檢測興起，從過去只知道腫瘤的外觀，現在總算瞭解基因更細部、更原始的變化，但真正引發癌症的原因，仍不清楚。

此外，要提醒家族中有人罹癌、生活習慣不正常，或常接觸致癌物質的人，就可能也是罹癌高風險族群。

癌症發生率上升，老化是重要因子

近年癌症的變化有兩大趨勢：第一是癌症治療和預防的方法愈來愈多，但發生率仍在上升。根據衛福部二〇一八年癌症登記報告，新發癌症人數為十一萬六千一百三十一人，比二〇一七年增加四千四百四十七人，而二〇一八年年平均每四分三十一秒就有一人罹癌。

造成癌症的危險因子，包含不健康的生活型態、精緻飲食、缺乏運動、肥胖、菸、酒等生活習慣、環境造成的刺激；另一個重要原因是老化，現代人平均壽命愈來愈長，二〇二〇年《英國癌症雜誌》（*British Journal of Cancer*）指出，癌症是老年的疾病之一，老化也是癌症的其中一項危險因子，特別是「多重癌症」，也就是罹患兩種以上的原發性癌症，主因是年紀愈大，DNA變化和持續性地損害，使細胞生長失去規則。所以，發展適合長者的癌症治療會是未來趨勢。

雖然「治癒」是多數人共同的目標，但受年齡或環境影響，年輕人和長者的治療目標、結果和負荷量都不同，有時候「與癌共存」更重要。

第二個趨勢是罹癌後，死亡率下降，存活期更長。拜醫學技術日新月異之賜，病人有愈來愈多樣化的治療選擇，目前精準醫療、標靶藥物、達文西手臂、免疫療法，或是副作用更少的治療方式，都受到熱烈討論。

雖然不一定能治癒癌症，但罹癌後的存活率，在統計上比以往延長。

有不少人認為，癌症年輕化也是值得留意的趨勢。從另一個角度來看，早期篩檢變多，例如用低劑量電腦斷層掃描（ＬＤＣＴ）篩出肺癌、糞便潛血檢查，進而做大腸鏡確診大腸癌等，都能揪出正在發展中的癌症，及早發現、及早治療。

但這是否意味著癌症發生正趨向年輕化？仍無法完全肯定，只能解釋為近年癌症篩檢工具進步所形成的現象。

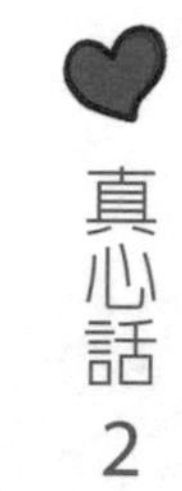

真心話2

我是不是快要死掉了？我還有好多事情還沒做……

諮詢專家／馬偕醫院榮譽主治醫師、馬偕學校財團法人董事長　賴允亮
採訪．撰文／趙敏
資料整理／台灣癌症基金會

在罹癌過程中，大多數人都會產生害怕、焦慮的情緒，尤其癌症宣告當下，腦袋常是一片空白，覺得自己是不是快要死掉了？情緒會相當複雜，難以相信和接受，其實這些情緒都是正常的，學著去認識、接納，讓每種情緒的出現都有其意義。

罹癌後常見的心理狀態：否認、憤恨、抑鬱、妥協、接受

一般來說，人在經歷哀傷事件或罹癌後，會反覆經歷這五個階段：

一、否認階段：癌友處在震驚狀態，拒絕接受所發生的事件。不相信事情發生在自己身上，或不懂當事人怎麼會是自己。

二、憤怒階段：心中可能有過多的失落和挫折無法釋放，轉以投射憎恨和歸咎一些人事物，也可能會針對自己。

三、討價還價階段：心中知道事實無法改變，但因不想承認，藉助不理性的信念、信仰試圖改變事實。例如有些病友的父母親會說他們願意減壽幾年，讓癌症不是發生在孩子身上，或讓疾病消失。

四、抑鬱階段：理智上已認清事實，但心理層面仍無法接受造成的失落和矛盾，因而引發生理症狀，如失眠、厭食、行動遲緩等。

五、妥協和接受階段：瞭解人生不可避免的際遇，因而重新適應生活和學習與疾病共處。

上述五個階段，沒有一定的順序與規則，也並非只是單向性，在不同階段之間反覆來回也是常見的情況，且這些過程的轉換都需要一些時間，面對、接納它，進而更瞭解自己，是最好的方法。

癌症的治療日新月異，不要輕言放棄

隨科技進步，癌症存活率愈來愈高。根據國健署統計，國內癌症的治療成效在五年存活率上，已經有將近六成。許多癌症是可以透過定期篩檢來早期發現，進而早期治療，並在治療過程中密切與醫療團隊配合，積極完成療程，不要輕易放棄，才能順利邁向康復，甚至有治癒的機會。

抗癌與生活品質需兼顧

癌症治療還是必須具備高人性。舉例來說，選擇最進步的科技，雖然可以有效殺死癌細胞，但不代表能治療得好，如果病人在治療後，身體卻變得虛弱、持續臥床、無法好好生活，就失去了人性。

選擇治療方式時，科技和人性之間必須取得平衡，另一個重點是選擇有益，避免「無效醫療」（或稱「無益醫療」）。對癌症有效，不一定是對生活品質和整體健康有益，因此在有效與有益之間，有時應選擇有益多一點。

二〇一二年，美國內科醫學委員會（ABIM）發起「明智選擇」（或稱「聰明就醫」）（Choosing Wisely）運動。爾後，具指標性和權威性的美國臨床腫瘤醫學會（ASCO）於二〇一三年提出，醫師在面對已有他處轉移的乳癌病人，除非是腫瘤引起身體劇烈、極大的不適，或危及生命需要立刻緩解的症狀，需使用多種藥物合併的化療處方，否則仍建議用單一藥物的化療處方，避免增加病人經濟負擔、明顯副作用和住院天數。病人接受治療應該是用智慧選擇，而不一定要按照SOP。

當癌症復發或病情每況愈下時，則應該與醫師一起討論，選擇對身體負擔較輕且傷害較小的藥物，適當地抑制癌症。這就仰賴醫護人員和病人在對於生命的看法上，有更多的討論，最終尊重病人的希望和需求。

現今，可透過「醫病共享決策」（Shared Decision Making, SDM），也就是醫病互相同理，共同找出對病人最有益的治療方式，而不是醫師單方面指揮做哪一種治療，病人就只能乖乖照做了。

心理和社會支持，幫助病人減輕抗癌苦痛

以癌症的「症狀學」（Symptomatology）來說，最常見的是疲憊，其次是疼痛，其他如吃不下、睡不好等不適都包含在內，尤其是「癌因性疲憊」（Cancer-Related Fatigue, CRF）與生活品質及抗癌治療有密切關係，需要積極且謹慎處理。

想要克服這些症狀，我們可以從三大方向著手：

◎第一方向：重視支持性療法

首先是重視「支持性療法」（Supportive Care）。平常醫護人員多著重在告知病人治療的準則、有哪些先進的療法，卻較少著墨在支持性療法。簡單來說，就像「缺什麼補什麼」，當病人不想吃東西，要想辦法讓他吃，為他補充水分、養分或血液，緩慢原來的療法，改善不舒服，幫助身體恢復更多功能。

◎第二方向：標準緩和療法（Standard Palliative Care）

然而，當正常的機能已被癌症破壞，缺什麼補什麼並不一定對病人有益，因此，依照病人當下的需要和機能，給予適當的營養即可，畢竟病情會持續變化，這樣的治療反而是最適合病人的。

◎第三方向：給予病人心理、社會與心靈支持

病人深受癌症所苦，心情一定很沮喪，可能還會出現憂鬱或輕生的念頭，因此第三大方向，便是給予病人心理、社會及心靈的支持。心靈支持是指病人因癌症受苦，但是要讓他感受到現在承受的痛苦都具有意義，比如說，病人以前因為工作太操勞、捨不得吃太好，把身體弄壞了；不過，正是有他的努力付出，將孩子拉拔長大，每個孩子現在都成長得很好、有成就。藉由肯定他的人生是有價值、有意義且不遺憾的，幫助他在治療過程中減輕心靈苦痛。

社會支持則包含親朋好友的關懷與照護。病人青壯年時單打獨鬥，當癌症找上門，家人、朋友都陪在身邊，讓他不會覺得孤立無援。

總歸來說，癌症的治療必須有心理、社會和心靈的支持，再搭配標準治療（如藥物），才有機會得到最好的效果。

資源花在刀口，抗癌與安寧緩和整合並進

醫療人員受過專業訓練，能把病人治療得妥貼，而安寧療法是一個軟體、智慧，應該融入各專科，以達到治療時高科技、高人性兼具的目標。

根據世界衛生組織（WHO）的資料，一九六七年時，癌症治療到了最後還是沒有效果，才會選擇安寧緩和療護；到了一九九〇年代觀念有了改變，建議癌症治療和安寧緩和療護整合並進，而非等到末期或接近死亡時才實施。可見，病人一面接受抗癌治療，也一面做緩和治療，是癌症治療應努力的方向，目前歐洲腫瘤醫學會（ESMO）已經有針對這方面整合的醫院評鑑和頒發證書。

二〇一八年台灣健保花費最多的藥品是抗腫瘤與免疫調節劑，而免疫療法的花費也相當可觀。對於因治癌而花光金錢、家破人亡的例子，相信大家都不樂見。

台灣的醫療水準高、地方小、力量集中，將癌症治療整合緩和治療是可行的，加上健保的支持，應該更把錢花在刀口上，減少低效益或無益的醫療處置。抗癌是漫長且辛苦的過程，聰明選擇有益的醫療，維持良好的生活品質，是醫病都需努力的方向。

2

醫師！你可以「多」跟我說一些嗎？

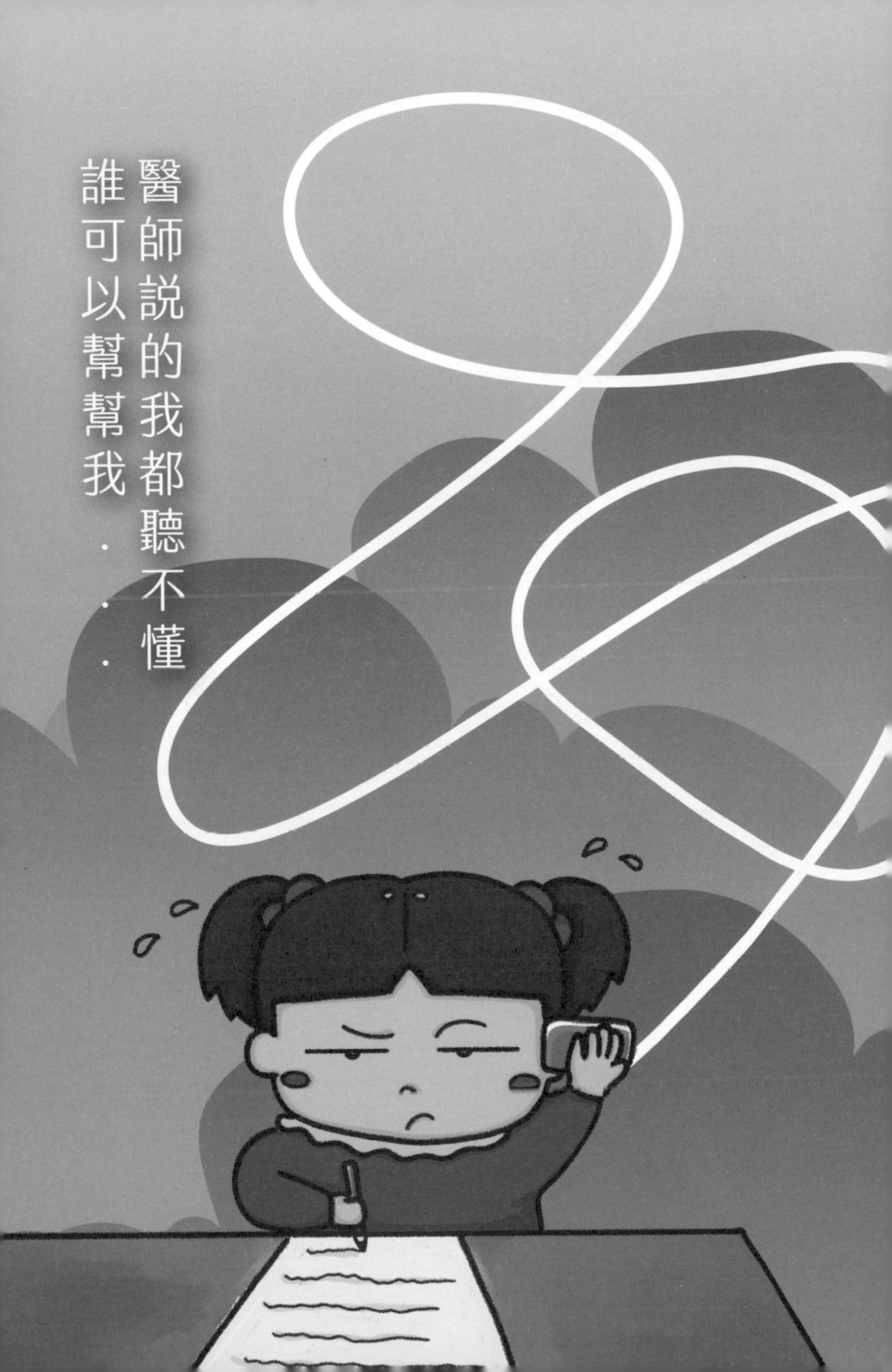
醫師說的我都聽不懂
誰可以幫幫我．．．

真心話3

有聽沒有懂？我到底該怎麼跟醫師溝通？

諮詢專家／臺安醫院公關、資深護理師 謝彩玉
採訪．撰文／王常怡

癌症治療有它的特性，醫病關係對癌症病患而言特別重要，想要創造好的醫病關係，就需要病患和醫師雙方互相配合。

有句話說：「好的開始是成功的一半。」醫病關係的建立也是一樣。可是，第一次看診，病患通常是充滿焦慮的情緒，在等待醫師揭曉檢查結果，甚至焦慮到根本無法仔細注意醫師說了什麼，所以，第一次看診時，建議要有家人或親友的陪同，陪同者除了給予情

感上的支持，更重要的是，要一起仔細聆聽醫師的囑咐，避免漏掉重要訊息。若是擔心還是會有遺漏之處，可以拿紙筆紀錄下來，但為了尊重醫師，如果想要錄音，也要記得徵求醫師的同意。

我都聽不懂，誰能幫幫我？

在治療癌症時，難免會有看不懂、聽不懂專有名詞的情況，但不用怕提出疑問，醫護人員會用比較淺顯易懂的說法跟患者說明，甚至有些醫師還會畫圖，充分解釋，讓病患能理解。

如果還是聽不懂，可以請醫師先停下來或是講解慢一點，並提出不理解的部分，再一一釐清問題點。

不可否認的是，醫師需要看診的病患相當多，也不是有無限的時間，能夠一直解釋到患者完全明白，所以在看診之前，自己也要做足功課，才不會耽誤雙方的時間，造成重要的問題反而沒有問到的情況。

尋求資源協助，搭起醫病之間的橋樑

除了事先做功課、把問題準備好之外，家屬也是搭起溝通橋樑很重要的角色。

家屬的陪伴，除了多一個人可以更瞭解醫師的說明與解釋外，也可以減輕溝通上的障礙。

畢竟，家屬與病患朝夕相處多年，對其個性有比較多的瞭解，這時候家屬就能協助代為溝通，讓病患可以好好面對自己的病情。

然而，這個時代強調病患知情的權益，比起對病患隱瞞，讓醫師以比較合適的說法告知病情，會是比較妥當的做法。因此，請不要責怪醫師，為什麼無法配合隱瞞，因為瞭解病情是病患的權利。

在看診時，如果因為時間有限，或是漏掉提問，導致無法完整得到想要的資訊，也不用太過緊張，還是有很多資源可以協助。例如醫院會有專門的衛教護理師，也可以向台灣癌症基金會等相關機構尋求諮詢。

如果焦慮、恐慌、沮喪的情緒已經影響到正常生活，可以考慮求助身心科醫師，或是參與病友團體的活動，病友團體會有身心靈相關課程，也能認識許多戰友，彼此分享治療的經驗，讓自己在治療過程中，心情更穩定、平靜。

真心話 4

看診黃金五分鐘！不知道從何問起？

諮詢專家／臺安醫院公關、資深護理師 謝彩玉
採訪・撰文／王常怡

當你走進診間，短短的五分鐘知道自己要問什麼嗎？經常有許多患者在踏出診間後，才後知後覺想到還有些重要的問題沒有問，或是醫師剛剛說的治療計劃聽不懂，到底該怎麼做，才可以更瞭解自己的病情？讓醫師能快速掌握狀況？

像無頭蒼蠅，好害怕問問題！

看診時間有限，到底要問哪些問題呢？這裡提供幾個方向，讓初次看診的患者不用像無

頭蒼蠅一樣，不知道從何問起。

一、確定診斷的癌症。

二、病程如何發展？會有哪些併發症？

三、計劃使用哪些治療方法？有哪些治療的選擇？優缺點分別為何？健保有沒有給付？哪些項目是自費？每一種治療方法的療程會是多久？是否需要復健？復健的療程又是多久？

四、日常生活有沒有要特別注意的事？飲食方面有沒有禁忌？如果有運動習慣，有沒有哪些部分需要調整？

五、最重要的一個問題，就是要如何控制病情？畢竟，治療的目標就是要讓病情穩定。

分享完該問的問題，現在來談談「不該問」的問題。

這個時代資訊發達，許多管道充斥著各式各樣的資訊，因此，有時會很希望能夠跟醫師求證，這也無可厚非，但千萬不要道聽塗說，跟醫師提出不合理的問題，像是「網路上有人說可以不要手術」、「有人說可以不要化療」……。

再來，有些病患會把日常生活中的困擾，例如婆媳問題、親子關係，都拿來跟醫師報告、分享。這些問題醫師不但無法幫忙解決，反而還會佔據看診、問診的寶貴時間。

病情紀錄怎麼做？

除了注意現場的溝通細節之外，也建議大家平常要做病情紀錄，也就是紀錄日常生活中，與病情有關的大小事，試以「頭痛」舉例。

一、發作的時間點及發生的頻率：紀錄頭痛是在什麼樣的情況下發作？每天發作幾次？每次疼痛時間維持多久？

二、疼痛的程度：每一次疼痛的程度都一樣嗎？疼痛持續多久後，感覺會開始變得更強烈，抑或是趨緩？

三、疼痛的部位：哪裡會痛？哪裡最痛？如果是偏頭痛，就要明確紀錄是頭部的哪個位置。

四、對生活的影響：頭痛是否會影響到日常生活，像是痛到無法吃飯、行動，或是影響睡眠。這些都要清楚紀錄下來。

五、疼痛感受的描述：刺痛、脹痛或陣痛，還是持續疼痛？

六、是否伴隨其他症狀：例如反胃、噁心、失去平衡感，或是眼睛畏光等等。

七、是否有家族史：身邊的父母、長輩，或是兄弟姐妹有沒有類似狀況？

八、服藥史：以前是否也有類似的頭痛情況？當時有沒有做什麼治療、處理？是否曾經受傷，導致這次頭痛的可能性？

九、日常作息：每天入睡時間、睡眠品質、睡眠時間、近期是否吃到平常較少吃的食物、住家附近是否有施工的狀況，或是工作壓力是否太大，進而導致的頭痛。

以上這些日常生活狀況，包括後續如何處理、服藥之後是否有改善等等，都要一一詳細地紀錄下來，協助醫師瞭解情況。

若醫師已經說明很多次，還是聽不太懂，可以請醫師協助會診衛教護理師或營養師，讓他們用其他方式來講解。治療過程中，良好的醫病關係是很重要的一環，而這也是需要病患與醫師一起共同創造。

真心話 5

為什麼不用最新的治療？我該如何決定治療？

諮詢專家／衛生福利部雙和醫院副院長、胸腔內科主治醫師 李岡遠

採訪．撰文／趙敏

當病人確定罹癌，各種治療與照護的問題排山倒海而來，面對眾多資訊該如何取捨，有賴主治醫師、多專科團隊與病人的親朋好友等多方支持，找出最適合的療程。

醫療團隊與照護者給力，幫病人做出聰明決定

治療期間，主治醫師就如同病人最好的參謀或軍師。醫師在訓練的過程中涉獵最多醫學

知識，有時候治療方向很明確，有時則介於清楚與模糊之間，遇到這種情況，醫師的任務是從專業面和經驗提供建議，幫病人取捨、給予客觀資訊。

針對疾病本身，病人主要是向主治醫師諮詢，不過，在醫院裡，癌症的治療不只有主治醫師一人，背後還仰賴多專科的團隊。例如，我的專長是治療肺癌，但前面先幫病人診斷出癌症的可能是內科或外科醫師。

在決定治療過程中，討論到要用手術切除腫瘤，就需要找外科醫師；如果病人需要接受放射線治療，就需要放射腫瘤科醫師加入。

團隊裡還有一個核心的角色是個管師，個管師通常很有經驗，會關照到病人的心理及生活層面，並說明未來治療方面的細節；如果病人需要補充營養，團隊也會照會營養師，幫病人制定營養照護計劃。

要注意的是，癌症和一般輕症的疾病不同，當病人的生命變得有限，可能會改變原本與家人相處的關係。比如說家人要放下手邊的工作，陪病人到醫院看病；在抗癌的過程，也要有人在旁照護、給予心理上的支持；治療費用甚至會影響家中經濟，這些都需要家庭成員一起商量。

簡單來說，最後做決定的還是病人與他的照護者，醫師的角色是從客觀的數據、知識和經驗來協助病人，或在他們猶豫不決時給予建議，在整個過程中，協助患者做出最合適的決定。

涉獵正確新知多方考量，完善治療目標

在設定治療目標時，醫療團隊要考量許多重點，包括現在疾病進展到什麼階段？若照著標準治療，接下來會面臨哪些問題？採用 A 藥物和 B 藥物，各有什麼優缺點？成功率是多少？可能會出現哪些副作用？以及該項治療費用採自費或健保給付？假如治療遇到瓶頸，剛好醫院有新藥的臨床試驗，是否建議病人參加？

良好的醫病關係建立，不應該是「我告訴你這個疾病應該怎麼治療，你只需要照做，其他的不要問我。」而是，醫師以專業角度分析，給予病人建議，並陪著病人一起做決定。

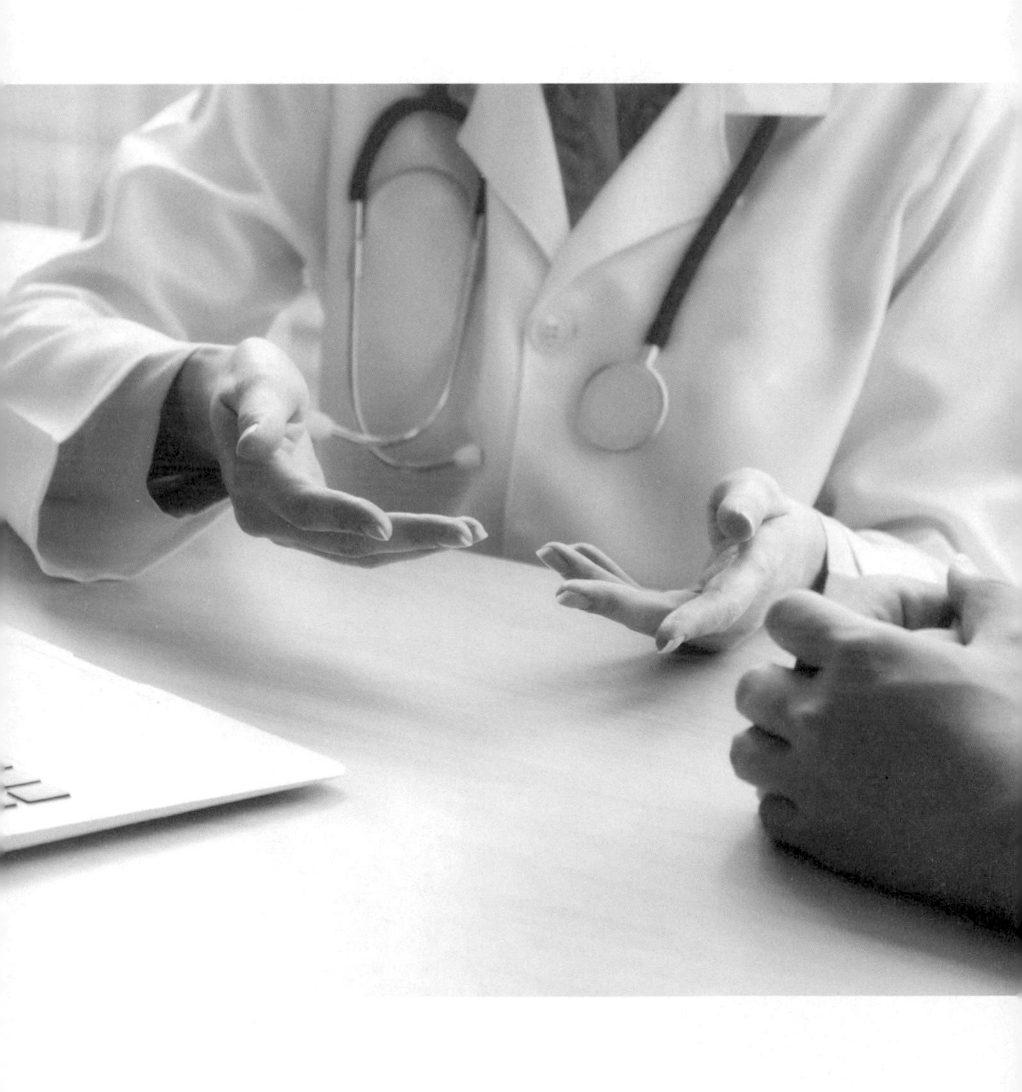

以前醫師幫病人看病，比較是單向給予治療，不過，當病人事先瞭解疾病相關的資訊，其實醫師愈容易與他們溝通。早期網路還沒那麼發達，大醫院就像衙門，醫師說什麼，病人就照辦；現今許多癌症醫學相關的基金會、學會或媒體，都能傳遞正確又及時的資訊，病人主動搜集，在診療過程可與醫師形成正向的互動。

然而，有時還是會遇到不同醫師對於同一疾病治療有不一樣的見解。醫學是建立在實證法則上，也就是說，我的看法和另一位醫師應該相去不遠，可能多少有細節上的不同，畢竟有些東西還不見得有定論。

以醫師治療癌症最常參考的《美國國家癌症資訊網指引》（*NCCN Guidelines®*）為例，醫學進展相當快速，如肺癌的治療指引，平均一至兩個月就會改版，因為一直有新藥、新的治療方式出現，經過大規模的臨床試驗，驗證完後得到一個結論，這個結論就會變成醫師治療參考的重要準則；不少國際大型醫學研討會發表大規模的臨床試驗和最新證據，很多醫師也會出國參加，把新知帶回台灣造福更多患者。

治療癌症的過程，如果沒有接受到正確的資訊，病人便失去多存活的機會。每一位醫師在最新的證據和研究結果出爐時，都能立即吸收，彼此對於治療方針的差異就不會那麼大；而病人獲得愈多正確的資訊，在與醫師溝通治療選項時就會更順暢。

治癌需精準，最新的治療不一定適合每個病人

癌症講求的是精準治療，然而，最新穎的治療方式，不一定是最好的。

以肺腺癌ＥＧＦＲ基因突變陽性的病人為例，當病人使用標靶藥物治療，一旦出現抗藥性，化學治療是標準的治療方式；現在有了免疫療法，是不是要一窩蜂鼓勵病人去做呢？結果臨床證據顯示，ＥＧＦＲ突變陽性的病人接受免疫療法，通常效果不一定理想，後來經過多年的努力，才發現搭配不同的藥物，免疫療法一樣可適用於這些病人。

另外，腫瘤期數、療效、存活率、副作用等，也都需要一併納入治療計劃的考量。與傳統治療效果相比，好壞差在哪裡？效果或許只有好一點點，但背後可能要付出極高的代價。舉個極端的例子，某種藥物平均能讓病人存活期延長三天，可是每月治療要花費一百萬元，副作用也大，這樣還要不要做？

醫學強調實證法則，我想給病人一個觀念——治療要講究精準、個人化，最新的治療不一定最適合自己，還要看是在什麼情況下被證明是有效、統計數據最有意義的。

真心話 6

治療資訊令人眼花撩亂，該如何尋求第二意見？

諮詢專家／衛生福利部雙和醫院副院長、胸腔內科主治醫師　李岡遠

採訪・撰文／趙敏

「我該開刀嗎？」

「繼續服用標靶藥物，還是嘗試免疫療法好呢？」

罹癌不像小感冒，攸關病人還能存活多久，必須審慎思考治療方式，因此，諮詢「第二意見」（Second Opinions）愈來愈普遍。然而，何時適合尋求第二意見？詢問時，又有哪些面向需要注意？

多聽多整合，尋求更好的醫療品質

第二意見不一定是數字上的「第二」，可以泛指「聽聽其他醫師的意見」。有些病人可能覺得，向原本的主治醫師表明想諮詢第二意見會不好意思，但病人有「知」的權利，畢竟醫學本身具有不確定性，如果多徵詢意見，能讓病人對於選擇哪種治療方式更有信心、更瞭解病況，未嘗不是一件好事。我們反而應該要想，如何讓病人更有效地諮詢第二意見？

醫學是客觀的，但也有模糊地帶，也許前一位醫師診療後，病人還想多聽其他意見再下決定，這時就可考慮諮詢第二意見。

對於諮詢第二意見，病人與醫師都應敞開心胸，正向看待。像我本身是許多病人諮詢第一意見的醫師，也是病人詢問第二意見的對象，我並不介意病人諮詢第二意見，或許別的醫師提出的研究和證據可以說服我，幫助病人選擇最好的治療。

現在諮詢第二意見的管道愈來愈多元，如親戚朋友的推薦，或是病人自行上網搜尋。同一家醫院因為治療方針大致相同，在尋找第二意見時，病人可考慮其他的醫院；如果病人和原本的主治醫師熟悉，也可以請他幫忙推薦人選。

諮詢第二意見，需準備的資料與必問題

諮詢第二意見時，可以請教醫師：「除了這樣的處置之外，有沒有其他建議或治療選項？」其中一定要問清楚的資訊，包含病理診斷、分子診斷、腫瘤期別、大小、質地均不均勻、腫瘤位置、良性還是惡性、有無侵犯到淋巴結，以及有無遠端轉移或復發等。

理想的醫病互動關係，應該是病人與原本的主治醫師充分討論，第一意見的醫師協助病人準備足夠的資料，如病歷資料、病理報告、基因檢測報告、電腦斷層（CT）、磁振造影（MRI）、正子攝影（PET）等，讓病人在徵詢第二意見時，有充分的資料可供另一位醫師判斷。當然，病人也可選擇諮詢完第二意見，再回來與第一位醫師討論，最後得出共識，按照規劃好的療程治療。

倘若病人真的難以在診間啟齒，擔心索取病歷資料去問第二意見會冒犯原本的醫師，也可以直接向醫院申請病歷。我們鼓勵良性互動，希望醫病之間都有經過充分的討論。

遇到不同意見，以實證和病人自身條件做抉擇

因此，在病人諮詢第二意見的過程，當遇到兩位醫師給予不同的治療建議時，該如何是好？

舉個例子，某位病人被診斷罹患早期肺癌，通常都是以手術治療，但可能醫師評估病人的體力和肺功能後，認為手術會讓病人不堪負荷，術後生活品質也可能受影響，與醫療團隊討論，最終建議病人接受放射線治療。

上述情況，如果身為第一意見的醫師沒有向病人說明清楚，病人到另外一家醫院諮詢第二意見，醫師跟他說以手術治療即可，何必用放射線治療？病人可能就會產生誤解，以為當時的醫師不想幫他動手術。

另一種情形，醫師是要依照國際標準給予治療，還是依照病人的生活而有不同考量？比如說，病人在國外工作，平常就醫不便，不一定能每三個月回院追蹤、照CT，下次再見到就是兩、三年後了。這時，醫師可能會建議病人先以手術治療，現在的微創手術技術好、傷害小，趕緊把這件事解決，病人在國外就不用夜長夢多。

況且，時機點的不同，也會有不同的經驗和證據產生，有些東西可能逐漸出現定論；在形成定論之前，每位醫師看法見仁見智，也沒有一定的對或錯。

找有公信力的醫院和醫師，切勿道聽塗說

當兩位醫師建議的治療方式不一樣，醫師需協助病人瞭解兩方的依據為何。在釐清的過程中，理解到醫學是變動的、有時沒有絕對的定論，最後則必須協助病人整合客觀的證據，並考量個人的條件，選擇適合的療程。

至於病人在諮詢第二意見時，建議應找有公信力的醫療機構和醫師。醫師說話必須有實證數據支持，病人本身也可以先搜集相關資料；如果像無頭蒼蠅到處詢問，又沒有問到對的人，就算繼續諮詢第三、第四意見，反而只會愈問愈模糊，徒增醫療資源的浪費。

癌症病人逐漸增加，每位病人不一定每次看診都能被分配到較多的諮詢時間。但大多數醫師都會願意想辦法提供給病人足夠的諮詢，建議在前面的階段就詢問清楚。醫病之間建立良好信任關係，該做的檢查也都完備，後續追蹤自然就輕鬆順利。

3

這樣的治療不是我想要的啊！

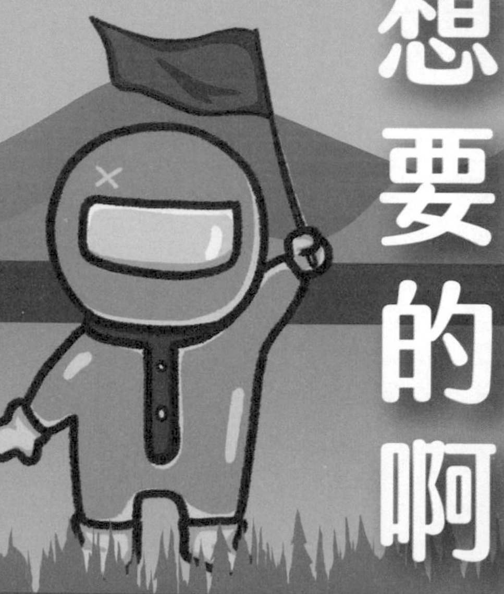

要與癌細胞對抗的前一秒，
我都還是在發抖……

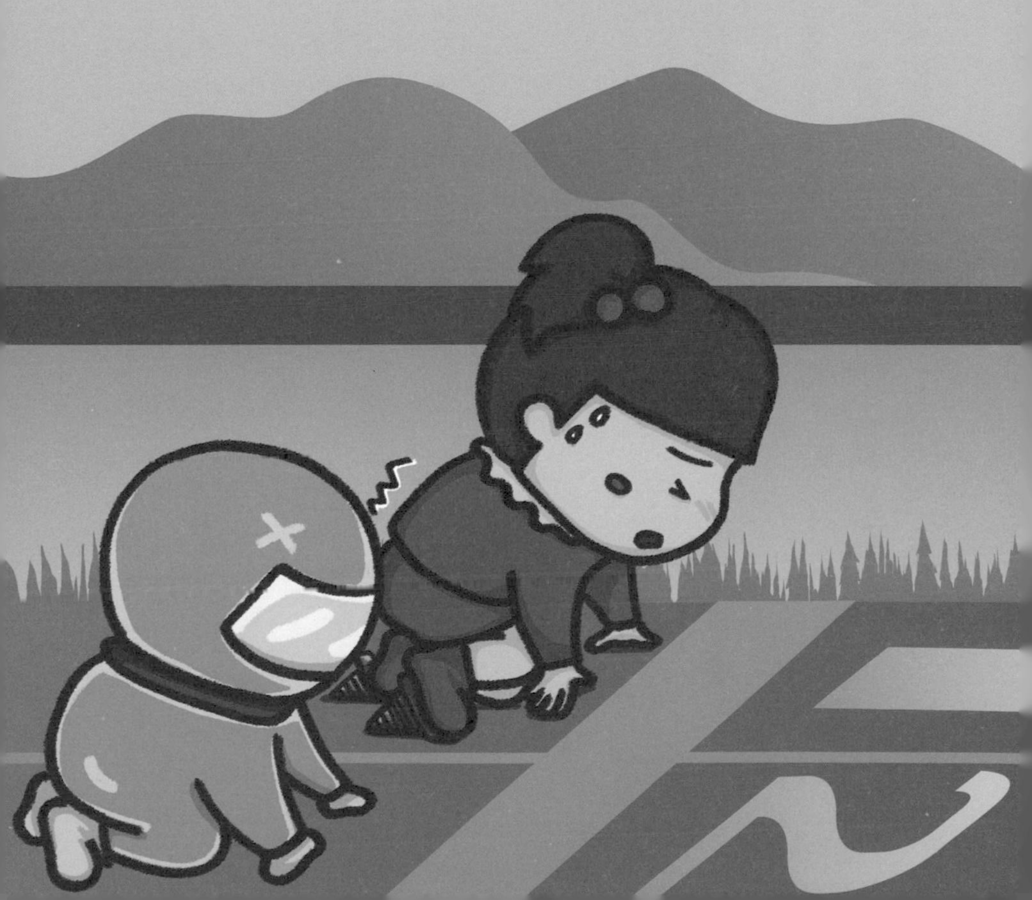

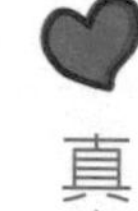

真心話 7

我沒有不想治療，只是還沒準備好

受訪者／病友專家　星希亞
採訪．撰文／李宜芸

二〇一二年九月，我被診斷為肺腺癌四期，確診初期病況急速惡化，快速到我根本沒有時間做準備，若不馬上治療，我大概就會離開了，所以沒有準備期，必須立即化療，幸好藥物治療效果很好，病況逐漸穩定。

確診後的三年內，醫師都是用電腦斷層做腦部追蹤，後來一次改為磁振造影（ＭＲＩ）掃描時，發現腫瘤轉移腦部，腦中腫瘤有如滿天星狀分佈，數量超過三十顆。我感到十分錯愕，主治醫師也立即安排會診放射腫瘤科；放腫科醫師當天就建議治療方案——全腦放療，並建議盡速治療。我感到害怕，擔心會不會智力衰退、失智、失去自我，所以很是惶恐，不願面對。

我是個相對理性的病患，會大量搜集資訊，積累並瞭解相關知識後，再做決定。因此我再去諮詢北榮與林口長庚醫院的放腫科醫師，聽取不同專家意見後，確認全腦放療是目前最佳的治療方案，同時瞭解各醫院治療設備的優缺點。在充分掌握治療可能的副作用及後遺症後，我漸漸感到心安，後續也在台大順利完成治療。

閱讀，系統性瞭解癌症、爲抗癌生活做準備

《孫子．謀攻》：「知彼知己，百戰不殆。」如果抗癌是一場戰爭，唯有對敵軍（癌症）足夠瞭解，才有可能在每次戰役中保持不敗之地。

確診初期的休養期間，因為體力極為虛弱，能做的事情只有翻書。同事幫我準備了許多抗癌相關書籍，這些書疊起來超過半身高，前後閱讀了三、四十本，對癌症這個疾病有了一定的瞭解，讓我在與醫護人員溝通上更加順暢。

不同於網路資訊零散且難以分辨真偽，書籍提供系統性知識且可信度較高。這些抗癌書籍大致分三類，第一類是專科醫師或醫療團隊所寫，內容通常有條理地整理癌症相關知識，讀者可以看到癌症治療的全貌，後續會遇到的治療、有什麼副作用等。

第二類是泛用型的抗癌書籍，像是整合醫學建議癌友如何調整飲食、作息，我很推薦美國整合性腫瘤學之父基斯．布拉克（Keith I. Block）的《抗癌生活全面啟動》，以及《自然就會抗癌：罹癌醫師的科學觀點》，基本上就是照著書上所建議的健康生活來執行。

還有一類是抗癌成功人士的勵志書，我尤其喜歡醫師寫自己的抗癌故事，醫者和病患的角色轉換，有實證又有同理，很適合在罹癌初期閱讀，幫自己打一劑強心針。當時給我很大鼓舞的是《我賺了30年——李豐醫師的生命故事》，對比她當時的狀況，發現我的情況沒有她那麼糟，只要努力好好對待身體，應該有機會找回身體主導權。

改掉壞習慣、維持健康作息、不聽信偏方，迎戰癌症

大量閱讀抗癌書籍後，我開始身體力行，不好的生活習慣說改就改，並且貫徹執行。飲食方面戒除甜食和加工食品，並堅持每天運動一至兩小時，即使後來開始上班，還是每天運動三十分鐘。以前習慣當夜貓子的我，現在十一點前就會上床睡覺，九年多來一直維持相當規律的作息。

初期治療期間，我也碰過許多親戚朋友提供各種治癌偏方。面對這些親友善意的建議，

我心懷感激，因為代表他們很關心我，但收下建議後，我會透過網路搜尋或是諮詢醫師的方式來查證，不見得一定要照著做。

我碰過不少癌友選擇相信偏方、捨棄正規治療，結果往往病況無法有效控制。最近碰到一位癌友因為無法忍受標靶藥物的副作用，自行停藥改喝號稱能啟動身體自癒力的「能量水」，一開始覺得身體變好，大力向其他癌友推薦，結果才一個多月，因疾病惡化送進加護病房。也曾結識一個很漂亮的癌友，因為害怕掉髮不願接受化療，一心只想等標靶藥物試驗，沒想到還沒等到，就因為併發症離開。

事先掌握治療可能出現的副作用，以及副作用的處理方式，讓心裡有個底，就不會那麼害怕治療。

治療癌症，千萬不要想著走最輕鬆的路，聽醫師建議，在體力許可下，該做什麼治療就做什麼治療，更不要擅自停藥或減藥，否則後果可能不堪設想。如果對醫囑有所疑慮，可以諮詢第二、第三意見，而不是自己做決定，畢竟我們不是專業醫療人士。

除了調整自己的生活型態，我認為還有一項最重要的是正面心態。不是要大家對不可能的事情強求，而是即使只有百分之一的機會，也要懷抱希望，不要輕言放棄。

我很幸運遇到一位仁心仁術的好醫師，當我看著存活率數字而感到沮喪之際，主治醫師對我說：「不要去管那些統計數字，每個人狀況都不同，我一定會盡力治療妳，妳只管好好配合我。」一剎那間，我彷彿從絕望的黑暗深淵看見一道曙光，也讓我有勇氣去面對癌症病程與治療。

相信醫師，堅持下去，一定能看到希望。

真心話 8

副作用像是大魔王，這一切聽起來都不容易

諮詢專家／臺北醫學大學臺北癌症中心副院長、雙和醫院癌症中心主任　趙祖怡

採訪・撰文／林貞岑

噁心、嘔吐、吃不下東西、狂掉髮、身體虛弱到站不起來……，這些聽來可怕的副作用，如今隨著癌症治療方式日新月異，變得愈來愈少，多半是可以被處理或停藥後恢復，而且不見得每個人都會發生。

副作用，傳說中的治療大魔王

全身性癌症治療分成三大類：化療、標靶及免疫治療，病人會擔心治療的副作用太強，

通常是因為瞭解不夠，因此特別整理以下常見的治療方式與其副作用，瞭解愈多，便能減少內心的恐懼。

◎化療

化療像一劑猛藥，沒有選擇性，利用焦土政策把癌細胞全殺光，但正常細胞也受到傷害，經常出現的副作用有噁心、嘔吐、掉髮、口腔黏膜發炎、白血球下降、血小板降低及發燒等。

不過，化療的特色是來得猛烈，但藥物代謝得也快，副作用較短暫，當藥物代謝完畢（一般約為四十八小時）就會減退，緩解噁心和嘔吐症狀，化療完成之後，頭髮也會再長回來。不過，像是神經性傷害如手腳發麻，需要較長的恢復時間。以我的臨床經驗，像紫杉醇這類藥物，大概停藥後三到六個月就會恢復，但有些藥物（如鉑金類）則需要更長時間才能恢復。有些人手腳發麻就是好不了，是因為每一線癌症治療，都可能會傷害到神經系統，累積的神經毒性導致手腳發麻的副作用，而會持續很長的時間。

◎免疫治療

免疫治療是比較新的療法，我常用「陰陽」概念來說明現今醫師所採用的癌症免疫治療。過去也有免疫治療，我們可稱之為「傳統免疫治療」，把身體中免疫系統的「陽」這部分加強，藉以殺死癌細胞，缺點是傷害較大；「摩登免疫療法」主要作用是把「陰」縮小而維持「陽」不變，副作用少很多，且還能達到治療癌症的效果。

免疫治療作用是修飾腫瘤細胞旁的微環境，讓免疫細胞一起合作殺死癌細胞，其副作用導致身體的免疫系統失去平衡，類似陰陽失調，因此產生類似自體免疫疾病的問題，包括甲狀腺功能異常（可能是亢進或低下）、皮膚出疹子、乾癬，肺炎、腸炎、腹瀉、關節炎等副作用。

甲狀腺功能異常是最常發生的副作用，但病人不一定會感覺到，需要定期抽血檢查、追蹤，如果發現血液中甲狀腺數值異常，醫師就會給予控制甲狀腺的藥物。癌友也要提高警覺，如果在治療後感到特別疲累，也可告知醫師，看看是否已經影響到甲狀腺功能。

免疫治療最怕出現間質性肺炎，這可能是輕微症狀，也可能奪人性命。通常治療後出現喘、發燒、咳嗽時就要提高警覺，醫師會馬上停藥並使用類固醇治療，目前建議治療期間定期接受肺部 X 光檢查，及早診斷。

◎標靶治療

當癌細胞有適當的標靶存在時，醫師便會考慮使用標靶藥物，但因正常細胞也可能具備標靶，因此也會受到藥物影響進而產生副作用。一般而言，標靶藥物的副作用比化療藥物少，較常發生在皮膚，例如皮疹、手足症候群、皮膚潰爛、口腔發炎、腹瀉及間質性肺炎等。

腫瘤科醫師兩法寶，及早揪出危險副作用

有時，癌症治療副作用不易覺察，醫師就要像神探福爾摩斯辦案般，任何線索都要要好好掌控，遠離危險。

這兩年，我隨身攜帶兩種法寶：放大鏡和血氧偵測儀，隨時監測患者的狀況。放大鏡可以用來觀察患者皮膚上的紅點，是疹子還是其他病兆，需不需要處理一目了然；掌上型血氧偵測儀則能及早發現肺炎病人，譬如有些人看起來不喘，但是監測到血氧濃度是百分之九十三以下，就要注意了。

也有病人明明在家裡很喘，到醫院卻說不會喘，唯有透過血氧偵測儀檢測，馬上就知道氧氣夠不夠，或者當病人說：「咳嗽、走路會覺得喘！」我就會馬上幫病人測血氧濃度。我的建議是，如果癌友治療後有任何不舒服，一定要跟醫師反映，才能針對症狀調整治療計劃。

通常一開始治療，我不會建議癌友吃保健品來預防副作用發生，因為現在治療藥物發展得很好，副作用幾乎很少，很多病人甚至沒什麼副作用。我的做法是，先做治療，看哪

方面需要，再做調整給藥，成本效益高，不用額外花錢又能達到好的保護效果。

標靶藥物會造成口腔黏膜疼痛，生活受到很大影響，研究發現用類固醇做成漱口水，可以緩解發炎狀況，現在我們也推薦患者用來漱口，效果不錯且有健保給付。

腹瀉是另個常見副作用，以往病人會因此脫水、營養不好，體力變差，因此不想接受治療。現在則會事先給預防性用藥，像止瀉劑，讓大部分癌友都能順利完成治療。如果化療出現嘔吐、過敏或間質性肺炎，則會用上止吐藥、抗過敏藥及類固醇緩解。

我常跟病人比喻，當人在絕望時容易做出錯誤決定，就像在汪洋大海中快被溺死了，就想拚命抓住什麼，就算前方有一根稻草也會想要去抓取，但這只是在浪費時間與精力。建議癌友在服用任何保健品前，先跟醫師商量討論。

真心話 9

害怕只是因為不瞭解？心理副作用不亞於癌症副作用

諮詢專家／財團法人台灣癌症基金會諮商心理師　史莊敬
採訪．撰文／林貞岑

被確診罹癌是很重大的衝擊，因為攸關生死，必須思考的面向很多，每個人的處境也不盡相同。

以下跟大家分享，當被確診罹癌時會有哪些想法、情緒及行為，以及這段時間該如何面對。

確診癌症時會出現的想法、情緒及行爲

◎想法

確診罹癌後，最常出現的是與疾病相關、可能威脅生命的想法：「我會不會死掉？」或是失去生活能力及身體機能，例如：「我還能走路嗎？」、「生病了就沒有用了！」以及失去與所愛之人的關聯，像是「我看不到小孩長大了！」等想法。

再者，便是與治療相關的，包括治療的選擇、知識，以及治療後的生活照料。

醫院環境對癌友來說，陌生且不舒適，環境中縈繞的不是平常街頭巷尾的交談，而是聽不懂的專業術語，伴隨著空氣中的消毒水味、醫療儀器的聲響等，常令人覺得煩躁不安。因此，到醫院去等於是面對身體、生命的缺失與生命存續的賭注，例如癌症治療的進行是否順利、接下來還需要面對多少的難關、哪時才會康復等，對癌友來說，到醫院就診的同時，也存在著很多的聯想、誤解及害怕。

另外，像診斷、手術、治療等過程中，許多醫學用語及其代表的意義等，對癌友及家屬來說是陌生的，也會帶來恐懼及不安；而且，治療過程中，所有的理解、選擇，對癌友

來說都是第一次接觸，一無所知，也難以抉擇，更是掙扎是否需要去徵詢第二意見，有更多的參考依據等。住院期間，生活的照料方面，也會有許多顧慮。

◎情緒

罹癌初期，癌友會出現許多負面情緒，像是沒辦法做到以前可以做的事情、沒有同儕可以分享經驗、常被誤會「為什麼在家休息不工作？」因此出現不安、緊張、悲傷、害怕、恐懼、無助、失落、愧疚等情緒，但其實出現這些情緒都是很正常的事。

有些人對情緒的理解及處理帶有迷思，常常認為要把負面情緒壓下來，或是覺得「你就是這樣，才會罹癌！」這些話其實很傷人，因為情緒並無區分好壞，經過正常的流動、發洩，才不會累積久了而出現問題。

人生本來就是這樣，可以一邊掉眼淚，一邊過日常生活，不必老是強顏歡笑，勉強自己符合他人期待，只會更痛苦、更感挫折。

可以試著跟周遭朋友說出自己的感受，告訴他們什麼是你需要的？可以怎麼做，會令你覺得舒服一點？其實可以很勇敢表達出來，壓力也會因此減少。

◎行為

剛得知罹癌時，實務經驗最常遇到的行為表現是：快速安排家中相關事物、搜集他人或網路資訊，但針對自己的層面，不論是自己的情緒感受、治療上的準備等，相對不那麼積極。看在旁人眼裡，有時會著急癌友怎麼沒有積極面對癌症的治療？

說實話，癌友每分每秒、第一個也是最後一個面對自己罹患癌症這件事情的對象，他們需要時間去消化，也請旁人多給點空間、耐心陪伴。

這段時間該如何面對？

輔導過許多癌友，可以發現他們比較擔心的是，生活因為罹癌而受到影響，甚至中斷原本期待、喜歡的事情，像是擔心不能陪小孩長大，這些原本為生活帶來愉快、成就感的事情，可能無法再繼續下去，該怎麼辦？以下有一些建議：

一、承認並接納自己所有的情緒及感受，不用急著做決定。

想想做些什麼，能夠使自己靜下心來，也能做些平常喜歡的事，像是聽音樂、爬山等，讓心情更舒服和平靜。

二、感受內在，確認自己真正的想法。

如果出現想放棄的念頭，不需感到慌張，想想自己害怕的是什麼？若繼續往下走，可能會遇到哪些事情？把一切試想過，或許會比較有勇氣面對接下來的挑戰。

三、試著對協助自己的醫療人員釋出善意。

治療期間，醫療團隊跟你一樣，正在面對偌大的壓力，你的理解及體諒，會讓他們感到窩心。

四、對自己表達友善及關懷。

這點很重要，生病時我們都會有情緒起伏，那是很自然的事情，釐清自己的想法、表達自己的需要，對自己溫柔、包容，因為漫漫抗癌路，還需要更多堅持與勇氣。

十年前的我，罹癌時不到四十歲。罹癌初期，有兩件事讓我印象深刻，一是個管師寫給我的一張小卡，她還記得我曾經提及想出國念書的夢想，我覺得很感動；另一個是罹癌三年後，我曾與醫師聊到，關於生活，是否可以有更長遠的計劃？醫師說當然可以，這對我影響深遠，也讓我有信心支持到現在。

罹癌初期有很多情緒及變化，這些情緒需要被傾聽及抒發，如果沒能妥善處理，很容易累積成心理的創傷。也許事情已經過去許久，但記憶不會不見，若經過良好的諮商與整理，意義或許會有所不同。

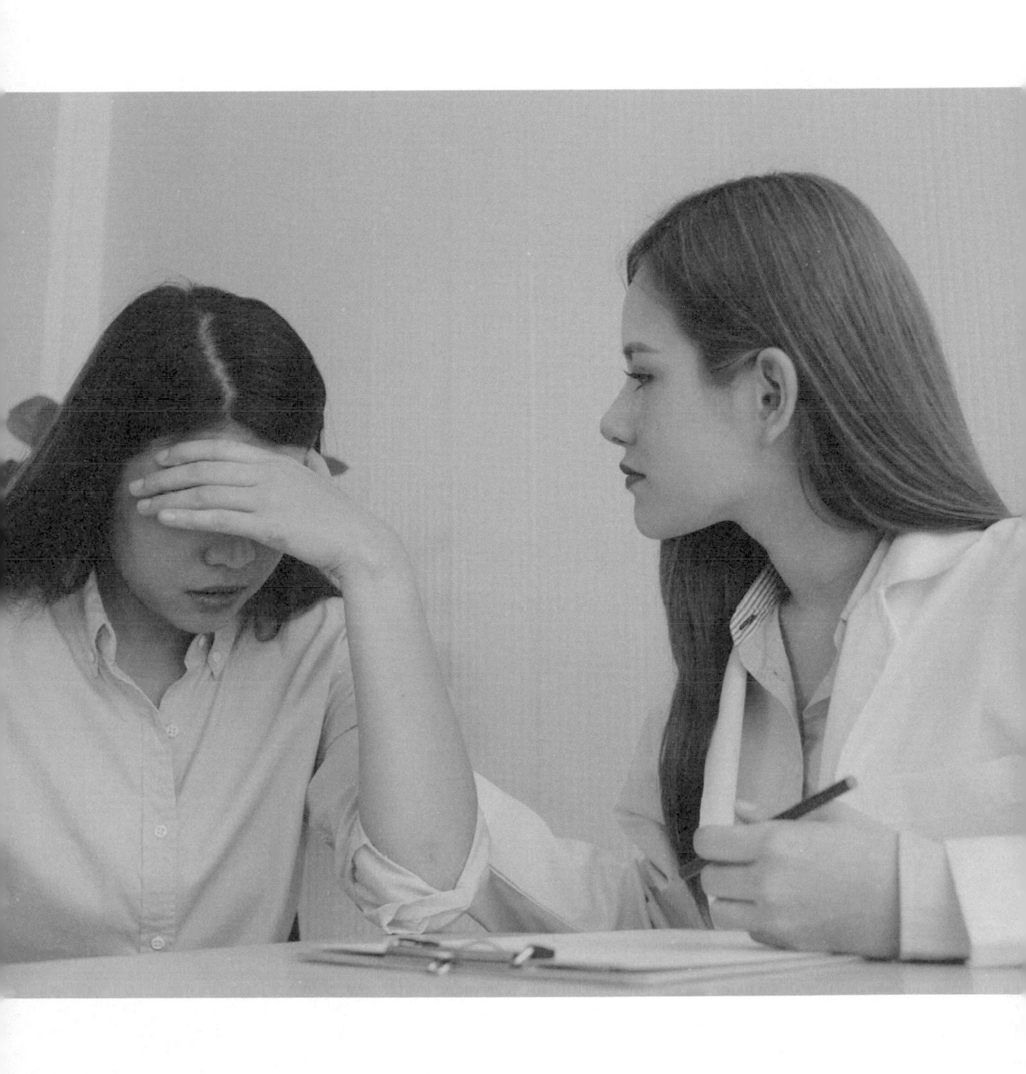

心理師真心話

給癌友家屬及照顧者

首先，接受自己也在震央邊緣，生活受到影響，心裡也有壓力，更需要好好休息，來支持想要照顧家人的本心。

再來，釐清自己想給予什麼幫忙、能提供什麼協助。可以試著跟被照顧者說：「我也不知道該怎麼辦，但我很願意陪著你。」、「這對我們而言都是很大的打擊，也許可以一起想想怎麼做比較好。」、「你如果想要哭一哭也沒關係，有我陪你！」適度表達心意，讓對方知道，讓被照顧者可以更沒有壓力的表達自己的需求，你也會覺得比較輕鬆。

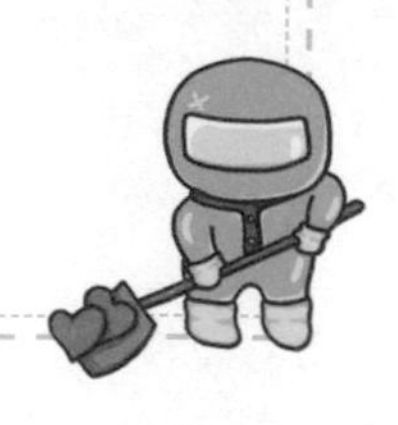

心理師真心話

醫療團隊攜手，解除癌友罹癌初期的不安

癌友在乎的是生活面的影響，譬如手術、治療會不會影響生活、外觀及自信心等，這些都會被納入選擇考量。如果院方能夠提供更多這類資訊，像是副作用多久才出現、如何影響生活等，讓癌友較能從中選出影響生活較少的治療方式。

好好介紹醫療團隊成員

癌症治療是一整個團隊的合作，因此治療前應該好好介紹每一位成員，包括護理師、復健師、心理師等，不但能加強彼此信任及對等的關係，也能讓癌友知道，有需要時可以找誰尋求協助，為自己帶來安全感，並能建立更好的醫病互信關係。

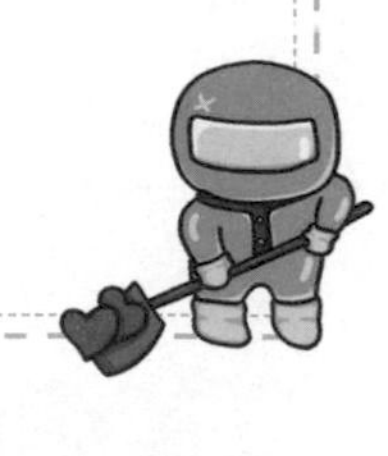

4

除了治療
我還能——做什麼？

我需要「神」隊友
陪我一起度過！

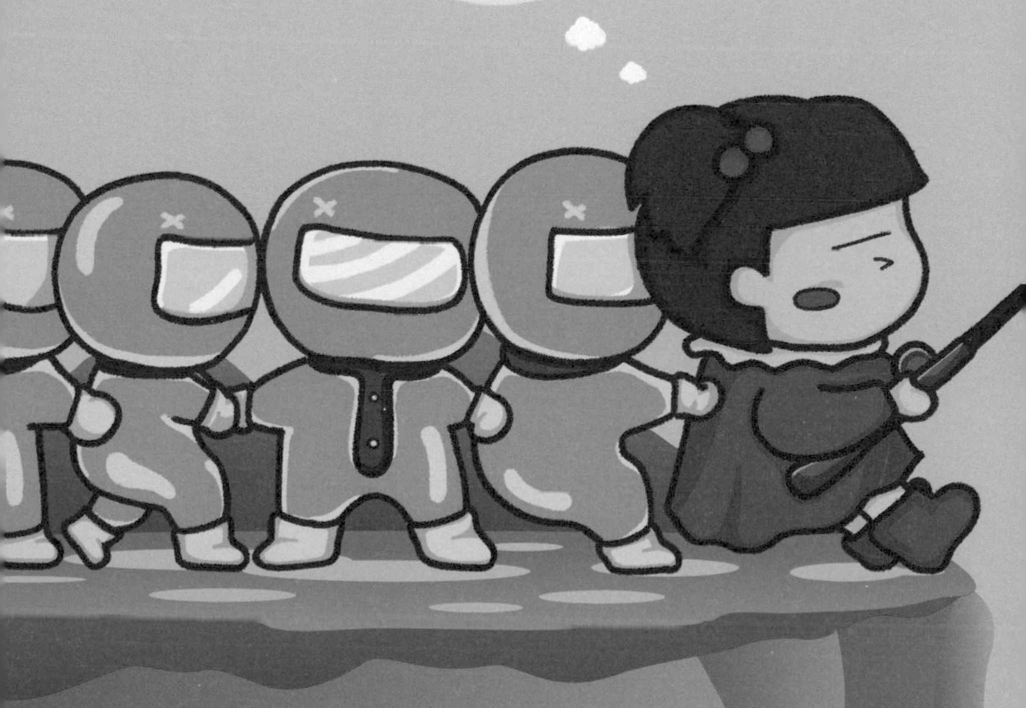

真心話10

除了醫師，我還有哪些抗癌神隊友？

受訪者／病友專家　星希亞
採訪．撰文／李宜芸

在我罹癌時刻，我認為最厲害的神隊友，莫過於在我身旁的親友們。家人幫我準備三餐，同事、好友們除了經常陪伴，幫我搜集抗癌資訊，甚至早起為我排到化療床位，讓我在抗癌期間無後顧之憂，專心面對疾病。

我的抗癌神隊友

醫院中，也有許多抗癌神隊友。許多大醫院的癌症治療愈來愈以病友為中心，配置許多專業人員協助癌友抗癌，除了醫師是最為緊密合作的夥伴之外，還有以下這些專業人士，可以解決癌友的各式疑難雜症。

◎個案管理師

個案管理師多半由護理師轉任，可以看作是癌友們的貼身秘書，各醫院個管師服務的內容並不一致，但核心任務都是支持與關懷癌友。

癌症治療期間檢查追蹤、出現嚴重副作用，又或者心情低落、有經濟需求等疑難雜症，個管師都能協助癌友掛號其他專科醫師，或者轉介院內其他專業人員如心理師、社工師，讓癌友得以專心在治療上。

若癌友在門診來不及問醫師、想多瞭解治療方式，個管師也可以提供專業的衛教，讓癌友徹底瞭解治療的細節，甚至成為醫病之間良好的溝通橋樑。

◎營養師

罹癌後怎麼吃，就交給營養師了。營養師可以評估癌友身體基礎代謝率、共病狀況、食慾、飲食習慣等，提供最適合癌友的抗癌菜單，甚至還可以帶著親友送的補品給營養師評估，可以補得更正確、更符合癌友身體狀況。

◎社工師

若癌友本身有經濟上的困難，或者有照顧及安置需求，可以尋求醫院社工師的協助，社工師會評估癌友整體的狀況，協助申請政府相關資源，若政府無法協助，也可能轉介民間團體，尋求非政府的福利資源。

民間也有許多機構提供癌友相關資源，例如針對全癌友的台灣癌症基金會，可讓癌友們隨時諮詢營養、心理問題，尋求喘息、照顧服務，甚至也有經濟補助、營養品補助、偏鄉癌友的交通補助、經濟弱勢癌友的急難救助等，也有豐富身心靈的課程，讓癌友參加。

◎心理師

罹癌後，容易讓人陷入低潮，當心情難以恢復時，別忘了醫院有專業的心理師，可以傾聽癌友的煩惱、減輕壓力，重新找回抗癌的動力。

不同癌別也有不同的病友資源，像是肺癌、乳癌，都有強大的病友團體，提供諸如病友座談、志工陪伴癌友就醫、心理支持、租借康復用品等服務，癌友們可以善加利用。

與病友成爲隊友，互相支持打氣

我很鼓勵癌友們找到適合自己的支持團體，一個人走得快，但一群人才走得遠。

在罹癌後，我在臉書上成立「抗癌戰友會」，後續也衍生出「肺長壽社團」姊妹社，希望結合大家的力量一起前行，癌友們可以在上面交流癌症相關知識、互相打氣，我認為我們像天上的野雁，一隻野雁飛不遠，但一群野雁可以降低風阻，飛得更遠，實際上這群病友也伴著我度過治療的各個階段，對我幫助很大。

我曾碰過長輩級病友，覺得自己命不久矣，但看到我在社團分享參加鐵人三項的心得，想起自己曾經是運動員，因而燃起鬥志，也挑戰鐵人三項。

相反地，在社團也難免會看到悲傷的消息，有些癌友看到他人惡化的案例，總會投射到自己身上，因而難過沮喪，甚至放棄積極治療的念頭。因此，建議如果情緒容易波動、心態不夠強壯的癌友，不一定要加入病友社團，請癌友自行評估。

真心話11

我該如何自我紀錄，讓治療過程更順暢？

受訪者／病友專家　星希亞
財團法人台灣癌症基金會護理師　張維純
採訪・撰文／李宜芸

為了讓癌症治療順利達標，自我紀錄是癌友在抗癌期間一項重要的功課。每天紀錄身體症狀、副作用、疼痛程度和時間、心情等，好處在於能清楚將藥物的反應回饋給醫療團隊，適時調整用藥，癌友也能藉著觀察每一天的身體變化，逐步找回身體的掌控權。

紀錄沒有訣竅，只要真實呈現

現在打化療多半不需要住院，因此沒有護理師定時詢問與照顧，就更仰賴癌友自我紀錄。

例如，打化療回到家後多久開始嘔吐、吐了幾天等，醫師可以根據癌友身體狀況，下一次打化療後，開立足夠的止吐藥。不同於部落格或臉書的心情抒發，若是要與醫療團隊溝通的紀錄，則需要真實呈現，才能提供給醫療團隊精準的資訊。自我紀錄可以包括下列內容：日期、體溫、體重，副作用（例如嘔吐的次數、口腔黏膜破裂等）、疼痛、情緒等（詳見第一三八頁「自我簡易紀錄表」），也可以記下想問醫師的問題。

紀錄沒有訣竅，只要真實呈現，不用太過複雜，以癌友方便即可，如果副作用很不舒服，簡單以「正字」記下吐了幾次也是一種方式。如果癌友的體力還可以，則可細部描述副作用與疼痛的狀態，例如疼痛的感覺與時間點，多是空腹吐、吃完吐等，這些詳細資訊有助於醫療團隊釐清症狀真正原因為何，給予最正確的處置。

此外，癌友需要維持體重抗癌，但癌症治療卻容易影響食慾，因此飲食紀錄也是重要的內容，最簡單的方法就是拿起手機拍下用餐前與用餐後的餐盤，有助營養師評估癌友每日餐點和進食量。

尤其有慢性疾病如糖尿病的患者，因為癌症導致食慾下降，吃不了太多，甚至需要少量多餐，就有可能影響整天的血糖數值，必要時需要調整血糖藥，因此每餐的內容與進食量，更是醫師與營養師重要的判斷根據。

自我簡易紀錄表（範例）

日期	10／5	藥物	
體重	45.3 公斤	體溫	36.6 度
副作用	症狀／描述／數量	評分（0～5分）	
	嘔吐次數	4	
	腹瀉次數	3	
	嘴破	0	
	皮膚狀況	0	
	其他＿＿＿＿＿＿		
疼痛	微微悶痛	2	
心情	鬱悶	3	
其他	疲倦	3	
備註	問題： 食慾不佳、體重減輕，可否轉診營養師？		

備註：可依照個人治療方式，調整紀錄的項目。

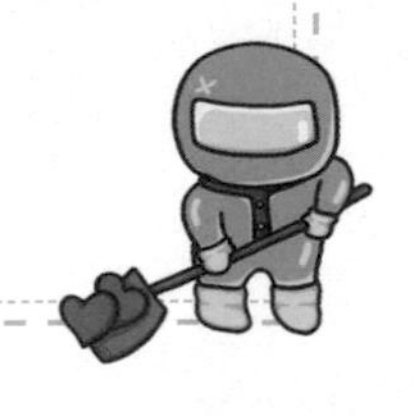

網路癌友分享多，未必適合每個人

由於社群媒體發達，在臉書上有許多抗癌社團，許多癌友會在網路分享治療癌症的心路歷程，都是很好的抒發方法，透過分享，除了能看清楚自己的狀態外，也能獲得網友回饋與共鳴，對於癌症治療有正向的幫助。

然而，要特別提醒癌友在看待這些分享時，仍要多一些警戒，因為癌症治療相當個別化，網友所分享的未必適合每一個癌友，仍需要與醫療團隊或個管師討論後，再行嘗試。

星希亞：寫部落格，回頭望覺得自己好棒

確診初期，對許多醫療名詞都很陌生，我會趕緊筆記下來，回家後再輸入電腦檔案，按照時間順序整理好，掌握自己治療的完整脈絡，也同時將產生的副作用和要問醫師的問題紀錄下來，下次回診時就知道要跟醫師討論哪些事項。再者，當去諮詢第二或第三意見時，因為清楚自己的疾病進程和治療，更容易得到想要的諮詢結果。

病況穩定後，我開始用部落格紀錄癌症治療和心路歷程，建議癌友要記下這段時間的心情，透過文字抒發，也可以將挫折重新梳理過，紓緩心情。過段時間回頭看，會覺得一路走來的自己好棒。

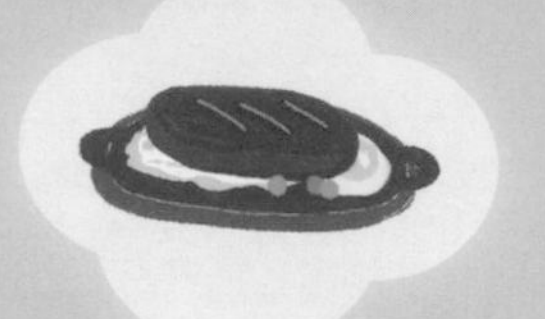

5 不說教的營養課

營養師說得簡單
我怎麼覺得好難做到……

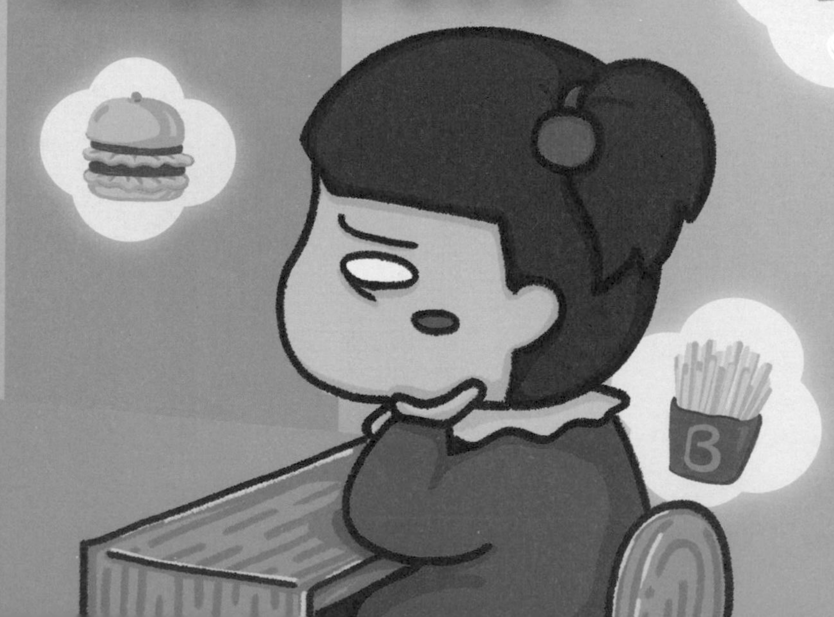

均衡飲食　適當營養
營養師

真心話12

營不營養，如何評估？

諮詢專家／捌捌陸食室共同創辦人、營養師 蘇湘雯
採訪．撰文／李宜芸

罹患癌症後，除了治療外，許多癌友最先問的事情就是：「三餐該怎麼吃？」抗癌路漫漫，腫瘤除了會增加能量消耗外，治療過程又可能經歷各式各樣的副作用，許多癌友體重便在過程中失守，導致營養不良。

身體若缺乏足夠的能量對抗癌症，可能會造成外觀的改變，進而影響心情，嚴重時甚至會產生癌症惡病質，讓食慾變得更差，加速身體機能的流失，將更難維持抵抗力，造成

疾病惡化的惡性循環。

在臨床上，許多癌友未必是死於癌症，更多是因為營養不良導致惡病質而離世。因此，維持體重不僅可以降低治療過程的副作用，更能兼顧生活品質，讓治療效果更好，而注重營養則是維持體重的不二法門。

諮詢營養師，維持體重、觀察三餐

維持體重是癌友治療期間的重要任務，如此一來，身體才能有足夠的能量對抗癌症。癌友可以參考營養不良評估表ＭＳＴ（Malnutrition Screening Tool）勾選，檢測自己的營養不良分數，只要大於等於兩分，建議盡快尋找醫療協助、諮詢營養師。

ＭＳＴ表格，主要參考兩個指標，一個是進食情況，另外一個是體重減輕狀況。每日觀察自己的進食量，在三餐固定份量的情況下，本來可以吃一整份餐點，但現在只能吃六、七成，甚至一半都不到時，就是身體的發出警訊。

在沒有刻意減重的情形下，體重減輕也是營養不良的重要指標，量表請參照第一四六頁的「營養不良評估表」。

一旦確診罹癌後，建議可以請醫師或個管師協助轉介醫院的營養師，及早維持營養狀況，才能有好的體力與狀態面對疾病，戰勝癌症。

營養師會根據癌友的生活習慣、療程、副作用、身體共病等狀況，量身打造專屬癌友的飲食建議；吃不完、做不到的話，營養師也能幫忙想對策，設法在有限的食慾中，盡可能滿足癌友的營養需求。

諮詢時，癌友們也可以將親朋好友送的各式營養補充品，請營養師代為評估，由營養師給予補充的相關建議，相較盲吃眾多昂貴的營養補充品，營養師更能正確地指導癌友如何均衡飲食、維持體重、正確使用營養補充品，吃得巧、吃得好，身體自然就會好。

特殊病人，更需諮詢營養師

一、同時有慢性病（如糖尿病、腎臟病）的癌友

雖然攝取足夠的熱量與優質蛋白質，是癌友飲食的重要原則之一，但有許多癌友在罹癌前便有糖尿病、腎臟病等慢性疾病，每日飲食更要諮詢營養師，才能吃得安全。例如有些腎臟病患者要特別限制蛋白質攝取量，為此需要定期檢驗血液生化值，由營養師估算出適宜的每日蛋白質攝取量。

二、特殊癌別（如頭頸癌、消化系統）癌症患者

部分頭頸癌患者因疾病而無法吃固態食物，所以需要吃天然食物攪打成的液體飲食或是營養品，營養師會針對個人特殊狀況，提供飲食建議。

胰臟有內外分泌的功能，會影響消化、吸收甚至代謝功能，因此胰臟癌患者的營養不良風險較高。另外消化系統的癌症患者，例如食道癌和胃癌，也同樣有較高的營養不良風險，這些癌友更需要營養師的評估與建議。

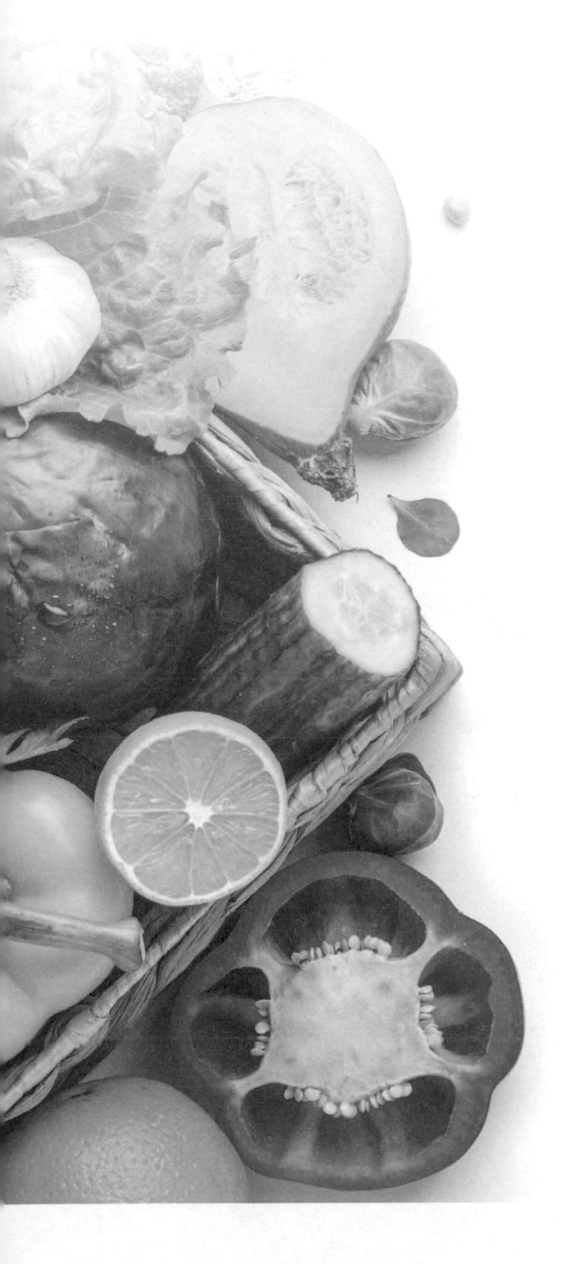

營養不良評估表

（**Malnutrition Screening Tool** ）

1、最近（六個月內）沒有刻意減重下，是否體重減輕？

□否（0 分）

□不確定（2 分）

□如果是，請問減輕幾公斤？

1 ～ 5（1 分）

6 ～ 10（2 分）

11 ～ 15（3 分）

＞ 15（4 分）

□不清楚幾公斤（2 分）

2、常因為食慾不振而吃得少嗎？（和平時比較，攝食量少於四分之一就算）

□ 否（0 分）

□ 是（1 分）

MST 分數為 _____ ，分數大於／等於兩分，建議尋找營養師，進行營養評估，以利維持營養狀況。

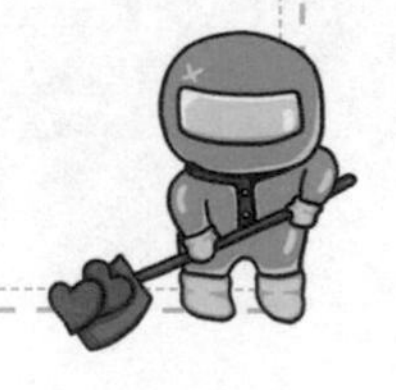

真心話13

我該怎麼吃？訣竅是什麼？

諮詢專家／捌捌陸食室共同創辦人、營養師 蘇湘雯
採訪．撰文／李宜芸

「該怎麼吃？」是癌友時常有的困擾。

由於牽涉不同癌別、不同副作用，以及每個癌友本身飲食習慣、身上共病的情況，而有所不同，但大原則是「先達到足夠的熱量，同時攝取優質的蛋白質，達到飲食均衡。」盡量選擇新鮮食材，不過度調味，維持好的進食習慣與品質。

先有足夠熱量，再追求飲食均衡

每個人每天就算身體靜臥不動，光是呼吸、消化等維持身體日常機能運作，就會消耗一定的熱量，正是所謂的「基礎代謝率」。網路上有許多計算熱量需求的小工具，癌友可以輸入自己的身高、體重、年齡、活動型態，就能得到自己的數值。當然，可以到營養諮詢門診，請營養師做整體營養評估，這是更精準的做法。

癌友時常攝取足夠的蛋白質，熱量卻遠遠不足。熱量若是不足，吃進的食物都用來維持身體的基礎代謝，蛋白質也會被身體當作熱量消耗，沒有多餘的蛋白質協助身體修復落髮、傷口、提升白血球等抗癌工作。所以建議癌友，每日進食首要條件是達到熱量需求，蛋白質才能有效被利用，體重才得以維持。

先攝取足夠熱量、優質蛋白質，接著再追求飲食均衡。

一般的狀況下，癌友的餐盤與一般人並無不同，可以參考國民健康署推動的「我的餐盤」，每餐皆需要六大類食物：全穀雜糧類、蔬菜類、豆魚蛋肉類、乳品類、水果類、油脂與堅果種子類，才能攝取到日常所需的營養。

維持三餐，不足的部分由點心補齊

建議癌友最好可以維持定時三餐，除了觀察進食量是否有變化，每餐也能清楚知道哪類食物沒有吃完，就能在點心時間補足。例如蛋白質沒吃完，可在下午點心時間吃一顆茶葉蛋，或者在飲品中添加蛋白粉；若是蔬菜水果沒吃完，到了下午，就打杯蔬果汁當飲料喝等（蔬菜可以先汆燙、水果選擇可去皮且避免腐壞的部分）。

另外，癌症治療的副作用容易噁心、嘔吐、味覺改變，連吃都很困難，建議化療後病人食慾較差時可以「少量多餐」。但每餐吃得少少的，很難估計真正進食量，這時候把握「熱量、營養密度高」的選擇原則，在有限的食慾下，吃進較多的熱量與營養。

舉例來說，濃湯的熱量密度就較清湯來得高，這時候也可以在湯品中加入高蛋白粉。同時可嘗試高熱量的飲品，通常愈濃稠、熱量會愈高，例如酪梨牛奶。（癌友若擔心鮮奶的生菌，可選擇奶粉泡的牛奶、保久乳或豆漿）

如果真的吃不下，只要能引起食慾的食物都能嘗試看看，吃些糕餅類、高熱量的東西幫助補充熱量並無不妥，這時想加糖或是布丁也可以，另外，堅果飲也是不錯的選擇，堅果一克就有九大卡的熱量，先顧及熱量，有了食慾再考慮蛋白質。

真的吃不下，營養補充品是好幫手

市面上有許多針對癌友設計的營養代餐，如癌症均衡營養品，一罐大約兩百五十大卡，兩罐等於一餐，內含所有人體所需的營養素，如果真的吃不下，也無精力準備飲品補充熱量，可以考慮其中幾餐以營養補充品替代。

舉例來說，癌友若現在一餐只能吃到六成，剩下四成就可以利用一至兩罐營養品補充。甚至這些配方還能針對癌友特殊的身體狀況做調整，像是便秘，則加強膳食纖維的配方，能有效幫助腸胃蠕動。

其他較有科學證據的營養補充品如下：

◎魚油：

魚油因含有 Omega-3 脂肪酸，可以減輕癌細胞所引起的身體發炎反應，建議癌友可以補充，一天上限是五克。如果有些營養品內含魚油，就不需要另外補充魚油；若購買的是無魚油的配方，則可以另外補充，癌友可依自身經濟條件選擇。

◎左旋麩醯胺酸（L-Glutamine）：

左旋麩醯胺酸是人體必要的一種胺基酸，可協助修補癌症患者的傷口、口腔黏膜、腸胃道黏膜破裂等。不過使用時需注意，每日需要足夠熱量，左旋麩醯胺酸才能有效運用。建議補充時機點是化療前、化療中，化療後如果有口腔黏膜受損情形，也可繼續食用。預先保護黏膜組織，是避免口腔黏膜破裂時，導致吃得不好，而消化道黏膜受損，則容易使消化吸收變差。

◎維生素 B 群：

維生素 B 群是一般民眾平時選擇營養補充時的首選，對於癌症患者，更能穩定神經、修復傷口。

◎高蛋白粉：

市面上有許多蛋白粉品牌，若癌友的蛋白質實在攝取不足時，可以購買蛋白粉，蛋白粉主要有乳清蛋白、大豆蛋白兩種，因為經過純化，十克蛋白粉約一份肉（約一兩肉），可視三餐狀況在飲品中添加，增加蛋白質，熱量密度也會比較高。

另外，市面上也有黃豆粉可以選用，相對蛋白粉便宜，但並未經過純化，所以黃豆粉成分中會有醣質，需要吃得更多才能達到蛋白粉的量，黃豆製品也容易產生脹氣，可能造成癌友腸胃不適，購買時請注意營養標示說明。

聚餐、外食放心吃，癌友放寬心最重要

每天自己煮三餐，有時也想要變換口味，癌友只要選擇烹調方式較為健康的餐廳或餐點，外食不必有壓力。

外食有各種菜色，只要滿足熱量與優質蛋白質攝取的原則，癌友可以盡情選擇自己喜愛的食物來吃。有時想吃西餐牛排，肉類的相對份量多，蔬果類較少，下一餐或點心補齊

即可；有時吃義大利麵或燉飯，澱粉較多，熱量也偏高，雖然並非營養師建議的餐點首選，但癌友若吃不下，就想吃義大利麵，當然可以吃，其他蔬菜、水果、蛋白質同樣在點心或下一餐補足即可。

若是上班族、生活忙碌的癌友，現在也有許多烹調簡單的健康便當可以選擇，然而健康便當要特別注意熱量相對較低，有時飯的份量偏多、蛋白質不一定足夠，可以自己調配飯量，甚至多購買一顆茶葉蛋，即能補足優質蛋白質。

最重要的是，希望癌友保持心情愉悅，把握以上重點原則，飲食限制不需太多，下一餐均衡、補足就好了。

人是群聚動物，跟朋友聚餐，心情好，更能吃得下餐點，體力也會慢慢提升，更能跟大家出遊、聚會，形成正向循環，是抗癌很重要的環節。

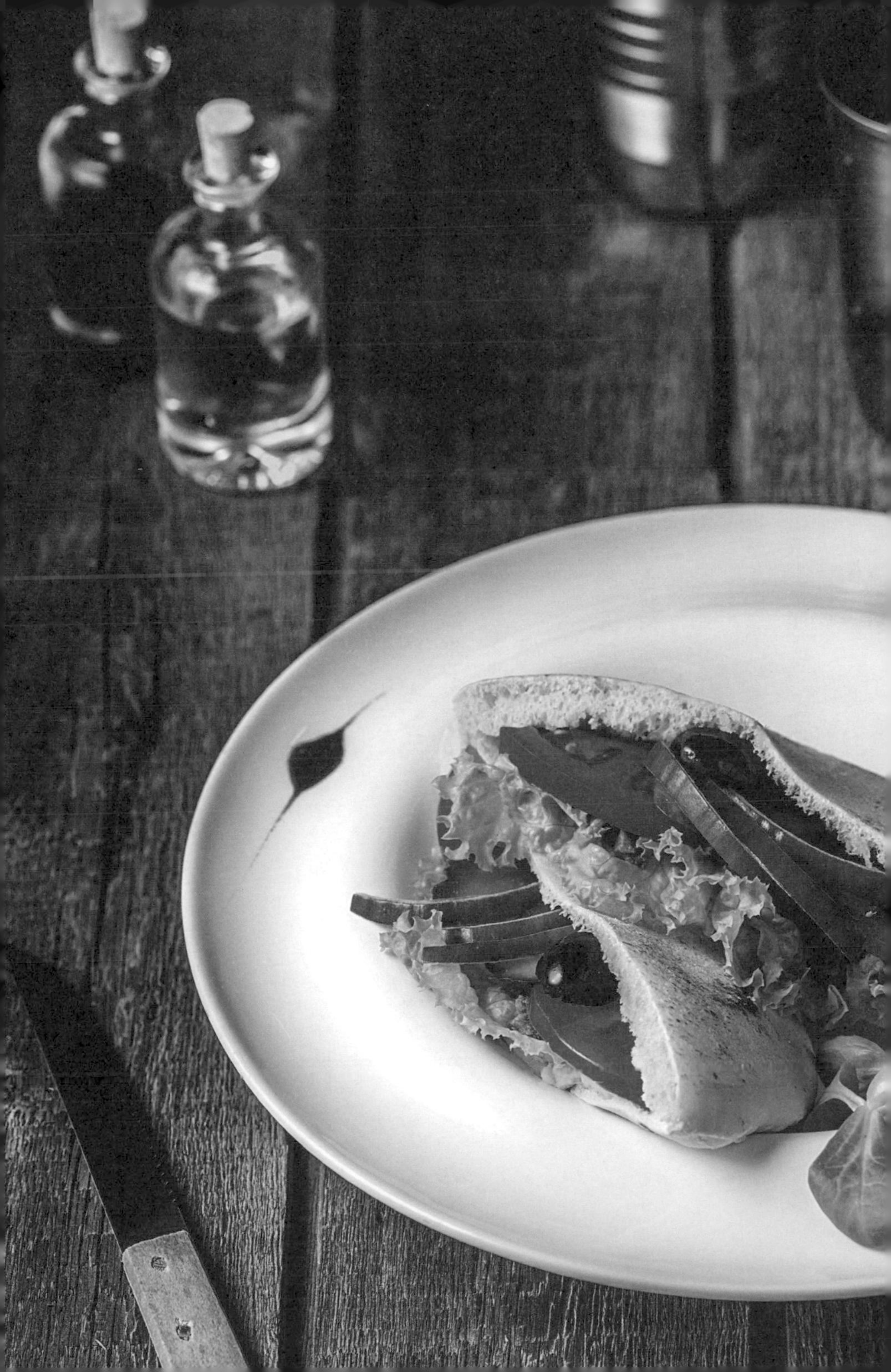

什麼都能吃！打破飲食迷思

癌友因為化療抵抗力下降，不建議吃生菜、水果要削皮外，其餘沒有特殊飲食禁忌，只要是原型食物，吃得進去，不過量，都是好食物，並沒有「吃了〇〇癌症就能痊癒」、或是「〇〇吃了對抗癌有不良影響」等迷思。

當然酒精仍要避免，尤其抗癌藥物本身需要靠肝腎代謝，而酒精會加重肝臟負擔，可能影響藥物的效果。

「不能吃雞鴨鵝，因為肉有毒」、「罹癌後要改吃素、生機飲食」等，都是無稽之談。肉類有豐富的營養價值，除了最重要的蛋白質外，還有鐵、磷、維生素B_{12}、鋅等，肉沒有種類好壞，各種肉類都需要均衡且足量攝取，避免缺乏某些必需胺基酸。

若只吃素或偏重蔬果的飲食法，可能導致熱量與蛋白質不夠，進而造成營養不良、體重下降，身體也將沒有足夠能量抗癌。

至於是否選擇有機的食材，倒也不必太執著，因為營養學上，有機蔬果與慣行農法栽種出來的蔬果，在營養價值上並無差異，選擇當季食材，清洗乾淨，簡單烹調，均衡飲食才是上策。

而卵巢癌與乳癌的患者常聽到不能吃豆製品，因為擔心其中的植物性雌激素——大豆異黃酮，會讓癌症惡化。

事實上，天然食物中的大豆異黃酮含量並不高，食物中的異黃酮作用僅女性荷爾蒙的千分之一至百分之一，只要不攝取過量，每日一杯豆漿或者一片豆腐都沒有問題。然而，要小心保健食品中是否含有大豆異黃酮萃取物，食用前都建議要先徵詢醫師或營養師。

而現在最流行的生酮飲食、低醣飲食等特殊的飲食方法，都不建議癌友嘗試，偏重任何一類的飲食方法都不是好做法，均衡攝取各類食物，才是首要原則。

有任何飲食方面問題，都建議諮詢營養師，確保資訊正確、飲食習慣良好、維持營養狀態，才是蓄積抗癌能量的最佳方法。

6

經常吵架是我和家人的「日常」

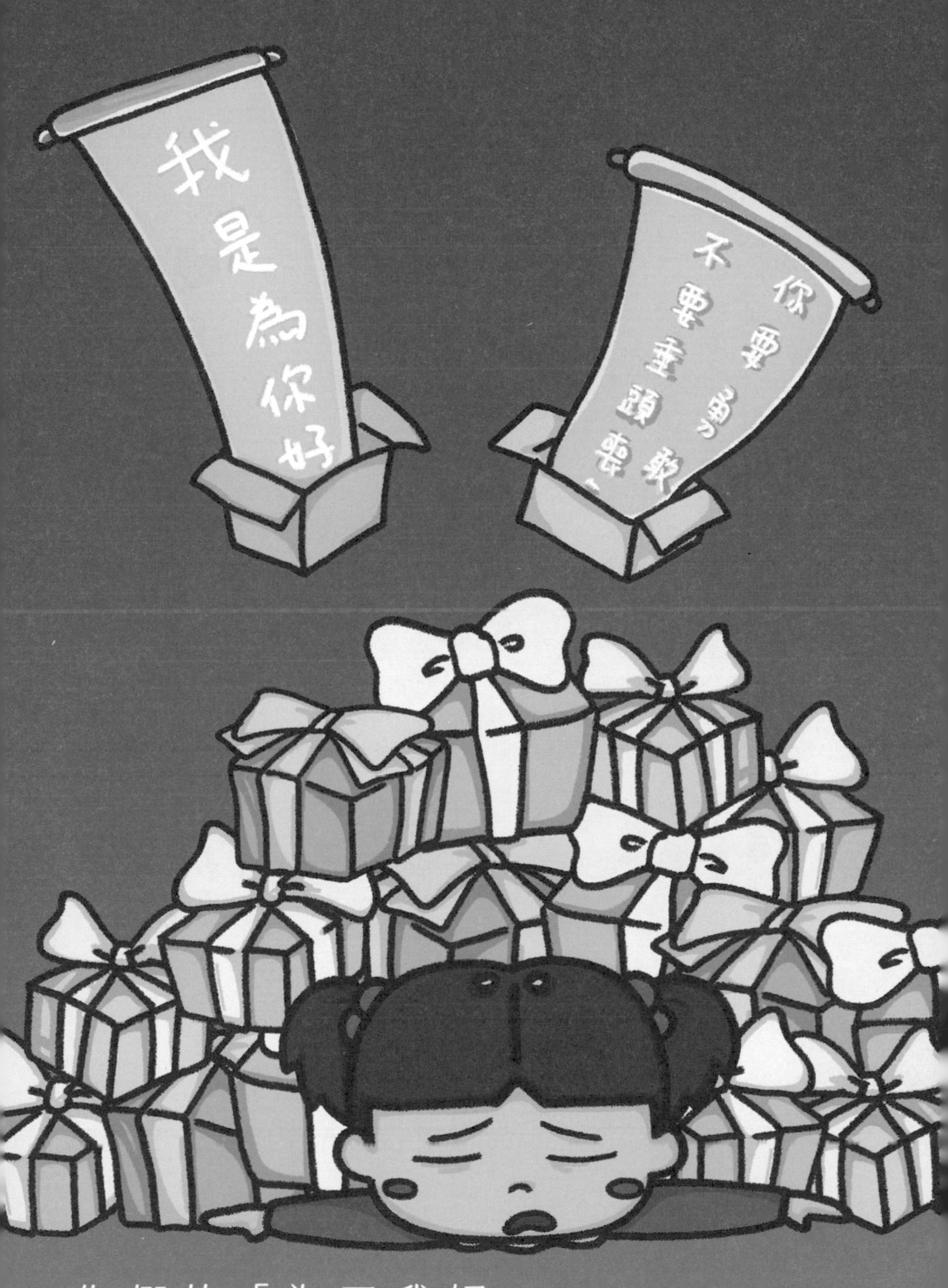

你們的「為了我好」
已經壓得我喘不過氣...

真心話14

大家都說不要想太多，但不是我能控制的！

諮詢專家／財團法人台灣癌症基金會諮商心理師 史莊敬
採訪／王常怡
撰文／莊婷蓉

當聽到醫師說：「某某先生／小姐，根據檢查的結果，罹患的是○○癌。」聽到這樣的訊息，可能會想著會不會好？家人怎麼辦？接下來要手術嗎？還要做哪些治療？除了各種疑問，心裡面常出現震驚、擔憂、傷心、困惑等等情緒的反應，這些情緒我們常稱之為「負面情緒」。

情緒是中性的，端看自己如何定義

其中「負面」是我們給予情緒的評價。換個角度想，如果因為這些擔憂、顧慮，成為患者更願意積極去接受治療，希望自己趕快好起來的動力，這些情緒的代名詞依然還是「負面」嗎？

然而，當關乎生死的事實突然發生，千頭萬緒排山倒海而來，常聽到身邊的人告訴患者「不要想太多！」雖然都是出自善意的關心，但對於患者而言，怎麼可能「不多想」？這短短一句話，可能已經造成患者心理莫大的壓力。因此，除了需要去理解這些心理反應，還需要找到適合的方式去處理心中的不好受。

情緒是中性的，不需要去批判它，就看我們怎麼去解讀。情緒常常被污名化，甚至被視而不見，但負面情緒也會有正面效果，就像是過馬路會因為「害怕」被車撞到，才會注意燈號，所以「害怕」是有功能的。

人的行為與情緒的發生，一定有它的原因，如果我們懂得這些情緒發生的原因，就可以重新定義情緒。不懂得如何解讀情緒，使得我們常常只活在一半的世界。例如，念書考試很辛苦，但「辛苦」讀書的同時，心靈也得到某種滋養。情緒也是這樣，它不是只有好與不好，還有著它存在的意義。

正視情緒、找到出口，是很重要的成長

人累了需要休息以恢復體力，而感受到了挫折、悲傷、失落，就是心靈在告訴我們：該休息，恢復心力了。當感到挫折、難過時，要獨自靜一靜、找人聊天、整理思緒，都是療癒自己身心的方式。

除了適當解讀情緒，也要懂得給心靈多一點時間。

罹癌後，癌友會有一段時間無法保持活力和生產力，這種難以振作的悲傷、失落屬於自然反應。癌友有經歷悲傷的需要與權利，是人本來就有的感受能力，有悲傷不代表不想或不能好好過日子，若能覺察並理解自己當下的情緒，對於自我照顧而言就是突破與成長。

在疾病適應的歷程中，我們容易感受到低落，甚至不自覺地將這些感受放大。此時常聽到旁人提醒：「你要正向啊！」、「你要樂觀啊！」彷彿這樣就可以海闊天空，不受疾病侵擾，得到醫治。

然而，「正向」跟「樂觀」是在身心靈方面做了許多努力之後可能得到的「成果」，並且還得持續努力才能維繫得住，並不是一瞬間就能變得正向與樂觀，更不能將它們當成對抗低落、悲傷的特效藥。

無論身為什麼角色——病友或是照顧者，面對自己或親人罹癌，心理上的變化有很多種可能性，沒有所謂的規律，也都是正常的事。不要忽略自己的心理感受，要懂得適時傾聽內心的聲音，尊重自己的不安。

如果心裡有聲音或感受，告訴你需要休息了，那就放慢腳步；或者先停下來，感受一下目前的心境，正視並且面對情緒。長期壓抑，只會讓你更加難受；若能勇敢面對，慢慢地就會瞭解，所有的辛苦都是人生中的學習與體會。

真心話15

我正在承受一種壓力，叫做「為了你好」

諮詢專家／財團法人台灣癌症基金會諮商心理師　史莊敬

採訪／王常怡

撰文／莊婷蓉

在成長的過程中，沒有什麼機會讓我們學習如何適切關心別人，也沒有人教會我們如何接受別人的關心。以致於有時候人們以為自己是出自善意的表達，卻不知道其實是丟出了炸彈。

自以爲的善意，可能造成病患的傷痛

舉例來說，探病時說：「這是怎麼照顧的，怎麼會愈來愈瘦？」事實上，照顧者已經盡力照料病人，而病人也好不容易還有胃口能夠吃點東西；但病人是否能夠消化吸收、維持體重，這些都不是病人及照顧者能決定的，這樣的說法無論對病人或照顧者來說，都是承受不了的傷害。

罹癌不只是醫療層面的考量，還牽涉到心理情緒、疾病適應、人際關係，包括夫妻關係、婆媳關係、親子關係等。舉例來說，基於某些考量，有些病友會選擇對身邊的人隱瞞病情，或許是不想讓他人擔憂，也可能是害怕他人的過度關心，反而帶來更大的壓力。

癌症的影響既深且廣，職場、家庭、育兒等生活層面，需要許多的調整，而治療需要很長一段時間，且會引發人們是否能繼續存活的思考。

當我們只是感冒，不太會產生「我會不會因此死去」、「我還有多久時間」這種憂心；相反地，許多罹患癌症的人，很難不去想「死亡」這件事，當生命的存在受到威脅時，就會產生非常多且複雜的情緒。這也是癌友在治療的過程中，甚至治療結束後，會特別需要心理上的支持與協助的原因。

適當表達需求

罹癌是重大狀況，可能因為要治療，生活方式會有所改變，甚至人生會有新的安排。病友與家人可以談談疾病、治療方式、生活安排等相對容易談的話題；家人也適時關懷能幫上什麼忙，雙方都可以提出想法與需求。倘若避而不談，彼此心中可能會有各自的小劇場，很多時候因為心裡的期待與實際的感受有落差，而出現衝突。

癌友可試著鼓起勇氣，跟家人談談以下的話題：什麼樣的照顧是自己想要和需要的？也可以分享彼此的感受，或者是說說對彼此的感謝及愛意，增加彼此之間的溝通。

在治療與復原的過程中，不論是癌友或照顧者，都是要一起面對癌症的隊友，可能沒有太多心力與體力處理情緒的翻攪，因此，找到能給予心理層面支持與協助的資源，是非常重要的！台灣癌症基金會由專業的諮商心理師提供的心理諮商，陪伴病友與照顧者面對挑戰，找到繼續走下去的動力。

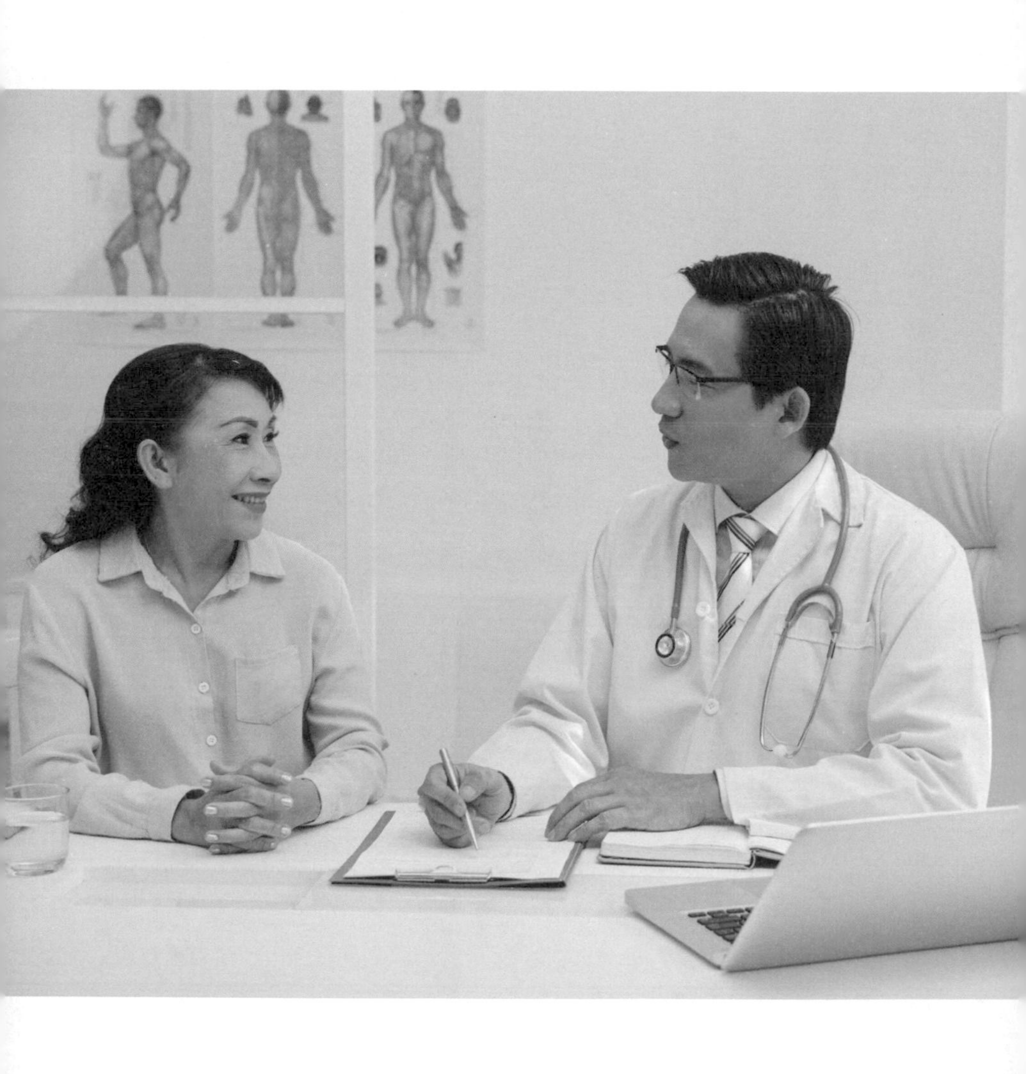

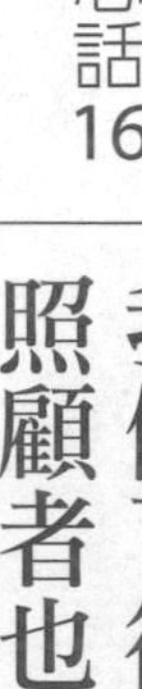

真心話16

我做了很多，卻不是你想要的！照顧者也需要喘口氣

諮詢專家／財團法人台灣癌症基金會諮商心理師　史莊敬
採訪／王常怡
撰文／莊婷蓉

無論是照顧者或被照顧者，都很可能是第一次面臨癌症，沒有相關經驗也沒有頭緒。一時之間不知道怎麼辦是很自然的事情，不需要過度苛責自己，更不要否定自己。

建議先觀察病人可能有什麼需要，而不是單方面認為對方需要，最不願意發生的就是，一廂情願做了很多「你覺得」對病人好的事，你的盡心盡力或許對方有感受到，但其實你的作為反而造成他的不適與壓力，導致身為照顧者的你又更加焦慮、挫折，雙方在這樣的惡性循環之下，只會感到更疲憊、無力。

你到底想要什麼？給照顧者的建議

「關懷別人」與「接受別人的關懷」都是很重要的課題。我們常看到照顧者累積壓力到一定程度後，感到委屈，甚至瀕臨崩潰邊緣。

> **一直以來，我們沒有什麼機會能學習如何接受別人的關懷，更別說是表達拒絕、提出自己的需求。**

但這些在抗癌的過程中，都是很重要的課題，因此，以下給照顧者四點建議：

一、單純、好好地陪伴。

有時候不說話、靜靜地陪伴，對癌友就是很大的幫助，不需急著要求生病的家人有所進展，要先瞭解癌症並不是做了什麼樣的努力，就會馬上好轉。

二、尊重自己的焦慮，而不是把焦慮情緒發洩在癌友身上。

「不是跟你說不要吃這些東西嗎？」我們常聽到家人會對癌友說類似的話，過度把罹癌歸咎是單一原因造成，說出來的話只會徒增無謂的焦慮。

三、試著跟罹癌的家人詢問和討論照顧方式。

這包括感受或物質需求，可以避免沒有交集或幫錯忙，並減少失望與挫折。

四、陪伴是有極限的，當到達極限，應該誠實表達。

負責照顧、陪伴和聆聽的人，也會有時間、體力、心理和耐力上的限制。可以建立兩、三個陪伴對象輪流傾聽癌友抒發心情，或採取不同的方式，如出去玩、旅行、冥想等，讓癌友覺得有被照顧到，這樣照顧者的照顧負擔會相對較小。

自我對話、自我檢視其實沒有想像中的困難，或許是趁著好天氣時出去走走，找個地方喝個咖啡，又或許是獨自在房間裡，給自己十分鐘的時間放空、靜一靜。癌症的照顧與陪伴，短則半年、長則兩三年，甚至更久，若是要陪伴癌友走得長久、健康，照顧者就要學著適時讓自己休息、放鬆，甚至玩耍，才能充滿動力，陪伴癌友繼續走下去。

正視自己的需求，想休息並不可恥

身為照顧者，正視自己的情緒、需求也是很重要的，可以羅列出自己的需求，釐清自己有哪些期望。此外，把例行性的照顧工作做成清單，像是接送孩子、陪伴就醫、照料三餐等，再進行分工，讓能夠分擔、願意分擔的家人、朋友、鄰居等來認領分工，這樣做的好處是讓你能有時間跟自己對話、完成自己想做的事情，他人也可以知道能夠幫忙做些什麼。

請其他人分擔照顧責任，可能是最難以啟齒的話。但請記得，不論是誰都「需要休息」，身為照顧者的你，需要休息並不代表能力不足或不顧親情。畢竟，無論體力或心力，只要是人都會感到疲累，這是很正常的事。

因此，適當休息、回過頭來先照顧好自己，才能照顧好家人，陪伴他走更長遠的路。

在諮商實務經驗中，常看到這樣的需求被旁人，甚至被照顧者自己否定。於是，在陪伴、照料過程中，耐心只會日漸被消磨掉，照顧品質當然也會下降，久而久之，這樣的惡性循環只會隨著時間反覆發生。

不論歷程如何，這些喘息的機會都可以協助我們更理解自己的狀態，並找尋宣洩出口，因為不論身為什麼角色，我們都需要被聆聽、陪伴、尊重並給予足夠的空間來自我調適。

7

曾經的生活還回得去嗎？

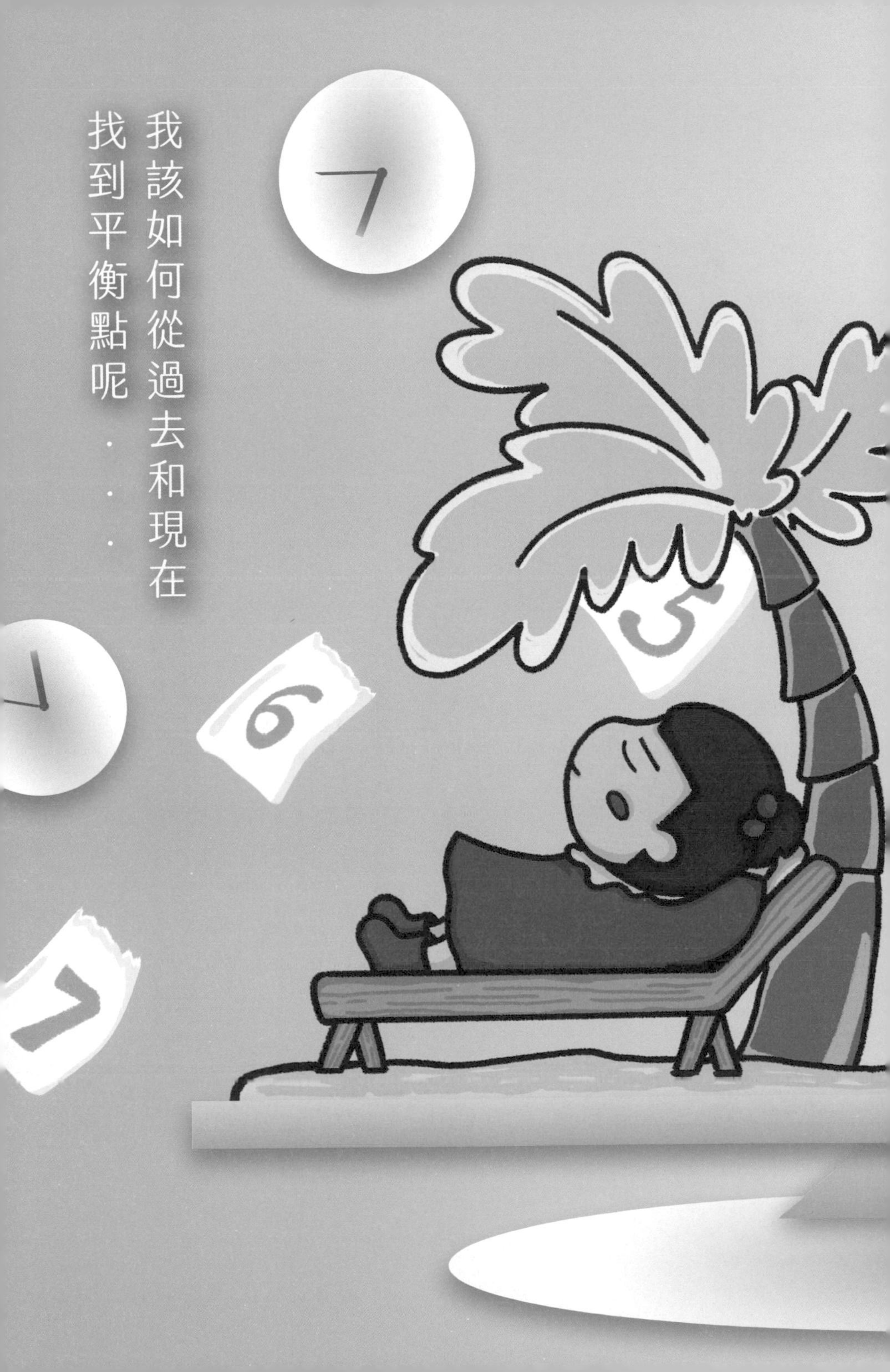
我該如何從過去和現在
找到平衡點呢．．．

真心話17

如果可以健康，誰想要生病？

專家撰文／亞洲大學心理學系助理教授　方嘉琦

人生這一段旅程，雖然不如意十之八九，但每一個階段的停靠點都有值得我們回憶與讚許之處，每一個階段的我們都值得被喜歡、值得被愛。

喜歡每個階段的自己

我想邀請你檢視每個階段的自己，包括童年階段、求學階段、工作階段、當子女的階段、當伴侶的階段、當病人的階段等，可以先想想看自己扮演什麼角色，經歷過哪些階段？

在這些階段中，分別寫下三點值得回憶與讚許的內容，看看自己這一路走來，堅定地追求了哪些事情、多麼努力地為他人付出、勇敢地面對多少難關……。

接著，試試看與每一個階段的自己進行心理上的告別，仔細回想，當我們揮別童年時期邁向下一個人生階段時，我們有好好地跟童年階段的自己說過再見嗎？這聽起來有點奇怪，但或許沒有正式告別過，我們忘記當時寶貴的是什麼，甚至有一部分的自己還卡關在那個階段中。

所以，邀請你與每一個階段告別，也想想在每個階段想保留的東西（或許是特質或信念），會是什麼？其他就好好說再見，甚至可以在內心卸下那個角色。

在一個團體課程中，有某位成員分享，在他身為父親的階段，很努力賺錢想給女兒最好的生活，但缺少陪伴，因此女兒與他並不親密，女兒長大結婚後少有往來，總是糾結自己是個不完美的父親。

這位成員在當「父親」的階段，值得回憶與讚許的是，他的愛、努力與不求回報的付出；而他留下了避風港的信念，告別不完美父親的角色。那你呢？

每個階段的自己，都是在當時的背景和條件下，為自己做出的最好選擇，也許事後回想不盡人意，但如此回想對當時的自己總是不公平的。

喜歡每個階段的自己、活在當下，再好好告別，其實在每個階段中，我們都比自己以為的還要更棒。

觀察身體的變化，也是一種樂趣

之前看到一個實驗叫做「別人眼中的你，是什麼樣子？」他們找來一位在警局工作的資深畫師，他可以透過描述語句繪畫出一個人的樣貌和細節。

第一階段，讓每位受試者隔著布簾向畫師描述自己，畫師僅根據個人的描述來作畫；在第一階段到第二階段之間，受試者會在同個空間休息，也會有一些時間互動、認識彼此；第二階段，受試者一樣隔著布簾，向畫師描述另一位受試者，也就是說，畫師這次是根據他人的描述來畫某位受試者。最後，讓每一位受試者同時觀看依據自己描述畫出來的自己樣貌，和依據他人描述畫出來的自己樣貌，受試者最終都會發現——「我竟然比自己描述得更美」、「別人眼中的我，比我眼中的自己更吸引人」、「我以為是自己的缺點，居然是別人眼中的優點」、「我以為自己很憂鬱，但其他人看到的我，卻充滿陽光且快樂」等等。

事實上，我們如何看待自己的同時，對我們的自信、選擇社交圈、應徵的工作、對待別人或孩子的方式，都有很深遠的影響。但有多少人是「真正看見」自己呢？

以這個實驗來說，大多數的我們都會把自己看得更負面，但我們並未真正好好地觀察過自己，以及用身體實際去感受。看到這裡，你會不會也想實驗看看呢？好好觀察自己身體的變化，不只可以有所樂趣，同時也是愛自己的行為喔！

時間是自己的，讓每一天都有意義

如果可以健康，誰想要生病？但其實我們都是病人，只是可能有不一樣的疾病，不論是哪種疾病隨時會襲來，需要承認並理解彼此都可能會生病，那樣的話，世界會比現在美麗一點。

若執念在過去應該要怎樣、不能怎樣、對失望及失敗耿耿於懷、非常在意他人眼光和評價，就有可能會忽略、忘記「今天」才是我們最年輕、最健康、最快樂的一天，所以，讓我們從今天開始把時間留給自己，讓每天都更有意義吧！

真心話18

癌因性疲憊會跟著我一輩子嗎？

專家撰文／財團法人台灣癌症基金會護理師 曾雅欣

對於癌友的生活，癌因性疲憊會造成相當大的全面性衝擊。不僅體力耗竭，也可能影響進食與日常生活，甚至超越疼痛；噁心、嘔吐帶來許多不適，疲累程度也可能隨著抗癌治療而加劇。

這樣的狀況周而復始，看起來似乎漫無盡頭，無力解決的疲憊感常使癌友感到悲傷、憂鬱，甚至中斷治療。因此，瞭解癌因性疲憊，並學習與之共處，完成治療，進而恢復生活品質是非常重要的。

造成癌疲憊的原因

癌因性疲憊指的是因癌症或其治療引起長時間感到難以遏止的精疲力竭，身、心、靈都變得不好的一種主觀狀態，這種疲累並無法藉由休息而恢復，而且通常在治療結束之後仍會持續。

據統計，台灣有高達百分之九十二的癌友都曾經歷癌因性疲憊。臨床上，有許多因素會造成癌因性疲憊的發生，甚至是多種原因同時發生，導致癌因性疲憊：

一、癌症本身：因腫瘤細胞會增加體內促發炎細胞激素介白素-6（IL-6），導致免疫失衡，受損細胞就需要更多能量去修復。

二、癌症治療：無論何種治療方式，或多或少都會傷害正常細胞，導致身體需要更多能量清除廢物與修復。

三、副作用：例如貧血、感染、疼痛等副作用。如果因為營養缺乏而導致貧血，意即血紅素低，故帶氧量變少，致身體器官細胞的需氧量無法得到充分供應，進而耐受性變差，易疲累。

四、營養狀態及睡眠等日常需求失衡：身體功能惡化或喪失，以致活動量減少，身體新陳代謝與氧合差，疲憊感加劇。

五、情緒壓力：焦慮與沮喪的情緒、對壓力承受的能力都可能是造成疲憊的重要精神因素。

癌因性疲憊症評估方式

癌因性疲憊症該如何評估呢？可先以簡易量表，如數字等級量表（Numerical Rating Scale, NRS）及視覺類比量表（Visual Analogue Scale, VAS）進行疲憊程度評估，再以「疲憊量表」，從多面向檢視疲憊如何影響日常生活。

以下分別介紹評估量表：

＊癌疲憊量尺

一條水平直線上，以最左處作為零點，代表完全無疲憊；直線最右端為所能想像中最嚴重的疲憊，病人依其對所感受的疲憊程度在直線上標示。由於是以病人本身疲憊經驗量化，因此不同病人就會有全然不同的表達結果，醫療團隊則可以藉此量表來瞭解病人的疲憊及對治療的反應。

在此量表中，下半部的數字部分為疲憊數字等級量表（Numerical Rating Scale, NRS），而上半部的圖示則為視覺類比量表（Visual Analogue Scale, VAS）。

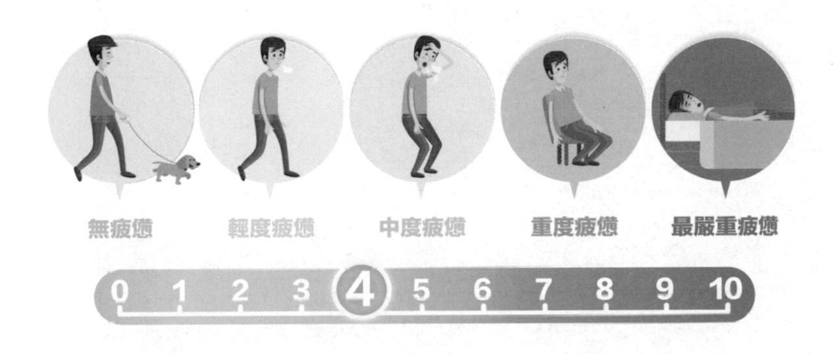

癌疲憊量表

資料來源：《癌因性疲憊症之臨床治療指引》

＊Brief Fatigue Inventory-Taiwan（BFI-T）臺灣版簡明疲憊量表

我們大多數人在一生中會有感到非常疲倦或疲勞的時候。您在過去一星期內您有沒有感受到異常疲倦或疲勞？	□有 □無

1、請為您的疲勞（疲倦、勞累）作評估，圈出一個最合適的數字以表示您**現在**的疲勞程度。

0	1	2	3	4	5	6	7	8	9	10
沒有疲勞								您想像中最嚴重的疲勞		

2、請為您的疲勞（疲倦、勞累）作評估，圈出一個最合適的數字以表示您在**過去二十四小時內**疲勞的**一般程度**。

0	1	2	3	4	5	6	7	8	9	10
沒有疲勞								您想像中最嚴重的疲勞		

3、請為您的疲勞（疲倦、勞累）作評估，圈出一個最合適的數字以表示您在**過去二十四小時內**疲勞的**最差程度**。

0	1	2	3	4	5	6	7	8	9	10
沒有疲勞								您想像中最嚴重的疲勞		

4、請於每項圈出一個數字，以表示在**過去二十四小時內疲勞如何妨礙您以下各方面**：
（0沒有妨礙；10完全受到妨礙）

	0	1	2	3	4	5	6	7	8	9	10
A、一般活動	0	1	2	3	4	5	6	7	8	9	10
B、情緒	0	1	2	3	4	5	6	7	8	9	10
C、行走能力	0	1	2	3	4	5	6	7	8	9	10
D、正常工作（包括外出工作及日常家務）	0	1	2	3	4	5	6	7	8	9	10
E、與他人的關係	0	1	2	3	4	5	6	7	8	9	10
F、生活享受	0	1	2	3	4	5	6	7	8	9	10

輕度疲憊可以非藥物處置改善

一、運動是有效改善癌因性疲憊的方式。視個人體能狀況，打造個別性、漸進式的中度至強度運動，例如游泳、健走、騎自行車、瑜珈等有氧運動，每週至少三次，每次二十分鐘，持之以恆，可以降低疲憊，進而改善生活品質，至於如何設計適合自己身體狀況的運動，仍須與醫師詳細討論。

二、適當運用輔具、調節生活步調、工作分段進行等方式來節省體力，以降低能量耗損，瞭解自己的身體狀況，等到體力最好時，再從事活動或工作。

三、多攝取抗氧化食物，或特定的微量營養素，有助抗炎、緩解疲憊。擁有足夠的熱量與蛋白質，才能幫助細胞修復，因此，均衡飲食、避免加工食品與含糖飲料，將可減緩疲憊的程度。即使有時可能食慾不好，亦須以營養品替代或少量多餐，必要時諮詢營養師，給予評估及建議。

四、良好的睡眠習慣，避免任何影響睡眠的相關活動。例如從下午開始，就減少攝取含咖啡因的飲料；至少於睡前一小時，就關閉電視、手機，因為聲音、劇情或輻射光線刺激，會讓大腦無法安靜休息。另外，除了晚上的必要睡眠外，一天之中仍須有短暫的休息時間，若是小睡，盡量以不超過一小時為原則，避免影響夜間睡眠品質。

五、輔助療法如針灸、按摩、穴位按壓、芳香療法、音樂治療等，能有效改善癌因性疲憊，也有些研究證實，按摩確實可以緩解疲憊，改善睡眠。但是，仍須經醫師評估，且由專業人員執行，尤其血球低下時，執行侵入性措施的針灸，或按摩是否觸及轉移或腫瘤部位，都須小心評估甚至避免。

目前癌因性疲憊症的生理機轉尚未明確，癌友在診斷後都應接受規律的疲憊評估，及早發現疲憊問題，也同時瞭解導致疲憊的原因，再進行處置及改善。

中重度疲憊患者，可開始介入措施考慮藥物治療

目前，黃耆多醣注射劑有初步臨床試驗顯示，可有效改善中重度癌因性疲憊症。癌因性疲憊症的治療，建議從非藥物處置開始，若經處置仍無法改善疲憊或減緩疲憊程度的惡化，也建議與醫療團隊討論是否以藥物治療處置，同時也需評估相關風險與效益。

心理教育介入，處理負面感受

癌因性疲憊症的人可能會面臨一些負面情緒，因此透過心理教育的介入，可以協助病人瞭解焦慮、憂鬱與困擾，幫助其處理面對疾病或治療的負面感受，例如正念減壓、心理諮商、行為治療等。近期也有研究發現，若運動結合心理社會措施，效果更加顯著。

透過自我覺察、肌肉與呼吸放鬆技巧等認知行為治療，也能夠減低情緒困擾，進而發展出有效的行為與技能，重建調適模式與因應技巧。有研究顯示，使用認知行為的治療，漸少疲憊程度可達近百分之五十。

癌因性疲憊是常見的症狀之一，與病情變化無關，但影響層面甚廣，卻易被忽略，無法得到適當的處置。

因為在治療過程中，「疲憊」常被認為是理所當然、不可避免的事。事實上，癌因性疲憊並非必然存在，即使出現，也有許多因應方式可以改善與緩解。評估疲憊程度並紀錄，與醫療團隊反應及溝通，經由多元且適當的處置，與跨專業的介入照護，將可讓抗癌之路少了疲憊，多了動力，邁向康復。

真心話19

我渴望回歸正常生活，又擔心別人的眼光

專家撰文／亞洲大學心理學系助理教授　方嘉琦

癌友經常在人際關係上會遇到「我覺得對方不懂我的心情」、「知道我生病了，大家跟我的互動好像跟以前都不一樣了」、「我覺得自己變得格格不入，無法融入他們的聊天話題」、「我怕別人關心我，覺得很有壓力」……，聽著這些，我理解到問題可能不只出自於「是否該讓大家知道我生病了？」，而是我們習慣在關係中表現得小心翼翼，無法正視自己的需求，也無法真實地告訴他人自己的感受。

是否該讓大家知道我生病了？

針對這個議題，整理我在實務經驗中的四點反思：

一、絕對有權利篩選要告知的對象

這點取決於關係的親疏遠近、對方的特質、友善程度、對疾病的認識程度等，我們絕對有權利篩選要告知的對象。

「但對方的回應、關心，讓我好有壓力，該怎麼處理？」請記得，練習跟對方表達自己的感受，練習說出感謝，同時也讓對方瞭解到，他的關心其實已經讓你感受到壓力，最後也可以告訴對方用什麼方式對待你，會讓你感覺比較好。

二、對方情緒，不是你的責任

負面的情緒，經常是拋出的那方無感，撿起來的人痛苦萬分啊！

如果我們已經嘗試跟對方表達自己的感覺，也主動溝通，希望對方調整互動方式，但對方無法體諒，甚至認為「關心你還挑剔」之類的不滿，請勇敢拒絕對方的「跨越界線」和「情緒勒索」。

我們可以暫時離開不舒服的情緒現場，不需隨之起舞，用冷處理來等待對方想清楚，也提醒自己「破壞關係並不一定不好」，過去我們習慣的關係模式，太常因為害怕破壞關係而不自覺配合、討好，最終也沒有因此帶來真正滿意的關係，所以，建立我們真正喜歡且自在的關係更為重要。

三、不一定要守著舊有的人際圈

這點反思並不是鼓勵拋棄原有的人際關係，而是指在人生不同的階段中，人際圈本來就一直在轉變，總有新朋友的出現、交往，和舊朋友的流逝，生病階段也可能正面臨到人際圈的轉變。

「我突然發現曾經很要好的那位朋友，現在聊起來怎麼就是覺得不舒服！」、「以前幾個月一次的固定聚餐，我現在認為沒有意義，不想再參加了！」其實有這些感覺和想法都很正常，因為自己的身心狀態的確都在改變中，對生活、關係的認知和價值觀也是，自然會影響到人際圈，也可能開始覺得哪些人變得沒有那麼合適來往了、哪些人聊起來比以前自在。

尊重自己的選擇，不再勉強，建立感覺比較舒心自在的關係，這樣的選擇並沒有好壞及對錯。

我在《罹癌又怎樣》撰寫的文章已經闡明過，主動告知主管生病一事的益處，病友若未能主動告知病情，多是擔心不錄用、異樣眼光、被否定工作能力等，但隱瞞的結果，反而經常會讓自己飽受更大的壓力。因此，建議大家盡可能不要因為擔憂而隱瞞病況，這很有可能導致他人不夠瞭解你的需求。

畢竟隱瞞病況，可能較難拒絕不堪負荷的工作量，也可能在看診請假上較困難，事後想再溝通或表明生病的事，反而會變得更加不容易，甚至導致身心壓力，更會影響健康。

另外，告知主管雖有其必要性，不過，是否需要告知同事，我認為可以自行拿捏，這個拿捏標準取決於這位同事跟你有無工作內容上的交集、是否有需要這位同事協助之處，或者在觀察後，感受到的友善程度等。

回歸職場，調整步調

現代社會講求高效率、快步調，卻也造成很多壓力和疾病問題，於是，也造就慢活的興起和正念的趨勢。

所謂慢活，指不陷入過度競爭的比較心態和追求優劣，將眼光回歸到自己的身上、步調上，反而步伐會更趨穩健和高效率，慢慢來真的比較快。

正念，則指真實覺察自己各種當下的狀態，不帶批判和責怪，開放的理解自己，並允許負面情緒的流動。

將這兩個觀點應用在回歸職場中，有六點建議提供參考：

一、遇到求職或工作挫折時，不鑽牛角尖，將眼光放到其他優勢面向。

二、也許沒有獲得他人的讚美，但學習讚美自己，多正面鼓勵自己，為自己打氣後，再重新思考符合自己客觀、可行的目標。

三、允許自己有負面情緒！有負面情緒是很自然的事，也一定有它冒出來的需求，好好和它對話，而不是壓抑和逃避，並採取適時的休息和放鬆。

四、不須比較、不須證明，做到自己能力所及就好，接納自己的各種狀態，有時「放自己一馬」也是很重要的事。

五、享受和紀錄生活中的美好時刻，讓自己的眼光偶爾轉移注意力，除了工作，生活中還有很多重要且美好的時刻，開放自己的五感體驗，當我們愈能覺察自己身體感官上的刺激，也就愈能找到適合自己的方法，進而滿足自己的需求。

六、建立能令自己內在安定的信念或信仰，信念是經歷人生低谷時的心理暗示，可以協助我們維持自我效能、保持較安定的心，可以藉助宗教或其它自我反思的機會，累積屬於自己的信念。

心理準備

最後，來總複習一下，在回歸職場之前，邀請你思考以下四點問題，判斷自己是否已經做好回到職場工作的心理準備了？回答肯定的答案愈多，表示心理準備的程度愈好！

一、把健康看得比工作更加重要了？

二、適時的休息和放鬆，對你而言代表正面意義？

三、勇於拒絕該拒絕的人事物？

四、能夠真實表達自身的需求和感受？

真心話20

罹癌後外觀改變，我還有愛美的權利嗎？

諮詢專家／林口長庚紀念醫院淋巴水腫中心個案管理師　林佳佑
台北長庚紀念醫院不孕症暨生殖內分泌科主任　尤星策

採訪・撰文／趙敏

切除部分器官、化療後掉髮、淋巴水腫、體重增加、喪失功能……，有些癌症在經過治療後，造成身體外觀的改變，可能使病人失去自信。罹癌後，還有愛美的權利嗎？

切除乳房後，覺得自己好奇怪

癌症除了侵蝕病人的身體，同樣受影響卻較難看出來，甚至會讓病人想隱藏的是受創的心理。以抗癌後外貌改變為例，單從外表就有明顯變化的是頭頸部的腫瘤，有些病人會戴口罩遮掩，女性較常見的是乳房切除手術，男性有一部分是罹患攝護腺癌，經放射線治療後，無法回復性功能，連帶影響自尊。

千萬不要小看，罹癌對於外貌及自信的傷害。

我有一位病人做了乳房切除術，她覺得少了乳房的自己好奇怪，害怕男友會嫌棄外貌缺損的她。雖然男友還是很愛她，但她總覺得罹癌後的擁抱與親密行為都變得彆扭，男友似乎比較敏感和小心，不太敢靠近她的胸部，形成心中的疙瘩。

我自己也有親身經驗，第一次看到病人脫下衣服露出切除乳房的身體，儘管身為醫護人員，還是深受震撼。我曾與比較熟識的病人聊過，雖然手術結束了，但他們看到傷疤還是覺得自己的病沒有好。

重建術幫外觀回復一定程度，但可能缺乏部分功能

現今有許多重建的技術，可以幫助病人外觀回復到一定程度。頭頸癌手術可以透過重建或語言治療，回復吃東西或說話的功能；乳癌的病人能藉由重建手術，恢復自信心，甚

至比從前更好。

乳房的重建分成立即性重建和延遲性重建，不過重建其實沒有分時間點，也就是想何時做都可以。立即性指的是術後立刻重建；至於延遲性重建，可能因為病人之前不知道立即性重建的資訊、當時經濟能力不允許，或是還有其他治療正在進行中，而無法立即重建。

重建手術可透過諮詢醫院的整形外科，瞭解什麼方式最適合自己。建議乳房重建應找教學級以上的醫院，畢竟這類醫院是以治療疾病為主，與醫美整形診所強調的隆乳、「美又要更美」不同；另外，有些地方會鼓吹病人花大錢使用不是必須的設備重建，也不是那麼必要。

要重建看起來自然勻稱的乳房，其實是一項極具挑戰的工作。目前大致有幾種方式：

一、自體組織重建：利用病人身體其他部位的組織或自體脂肪，如腹部、臀部、背部的闊背肌皮瓣等，移植到前胸塑造乳房的形狀。

二、植入物重建：即義乳重建，如矽膠袋因柔軟度佳，目前使用最廣。

三、體外重建：指穿戴式的義乳，比植入的矽膠袋沉重。曾有研究發現，病人為了支撐穿戴式義乳的重量，導致頸椎受傷，此項重建可能因汗水、環境影響，導致材質膠化，約一到兩年需要更換一次。

關於重建可能面臨的問題及受損程度，醫護人員於術前就要先與病人溝通好，具有護理背景的個管師可以瞭解病人的需求，作為病人與醫師之間溝通的橋樑。

以乳房重建來說，優點包含不會造成癌症復發，也不影響照 X 光、超音波等檢查，還能讓病人穿衣服更方便，缺點是這項手術需自費。有些病人會詢問是否需要重建神經，其實重建後約半年，周邊神經就會逐漸恢復保護性感覺，也就是觸摸時有感。

然而，想要達到未生病時百分之百相同的敏感度，則有困難度，以及做了重建術後，因為沒有乳腺，就無法哺乳。

不少乳癌病人在乳房切除手術後，還會面臨一個艱難的問題——手臂脹痛，嚴重者甚至出現淋巴水腫，病人可能因而穿不下原來的衣物或鞋襪，導致自信心低落。

現今透過復健或手術，可以協助病人改善淋巴腫脹，臨床上我們鼓勵病人「變聰明」，不要等到很嚴重時才來治療。乳房切除手術後，如果已經知道有被切除大部分的淋巴結，就可以先做預防性的復健運動，或是初期出現手臂腫脹感，應把握黃金時間，趕緊向專門診治淋巴水腫的專科醫師求診，接受診斷評估。如果是局部阻塞，可以透過淋巴管靜脈吻合術（LVA），不僅傷口小，也能減輕淋巴水腫情況，對於病人的外貌和自信不會影響太多。

乳房重建手術通常需要大筆費用，台灣乳房重建協會每年提供在台灣接受乳房切除術的病人，可以申請補助基金重建乳房，沒有排富條款，目前已有近五百位病人受到補助。

重建外觀就是重建自信，及早重建回歸生活常軌

台灣過去的乳房重建較國外不盛行，主要是大部分病人優先選擇治療疾病，即使缺損的外觀會影響外觀和信心。

乳癌病人未重建乳房前，有些親朋好友為了不要引起病人難過，很避諱談及乳癌的話題；但經過手術重建後，病人恢復信心，能夠一起去逛街、買內衣或喜歡的衣物，也不再抗拒談到抗癌過程。

罹癌後，病人當然仍有愛美的權利。只要治療後情況穩定了，就可以和一般人一樣，做醫美、SPA、穿自己喜歡的衣服。重建外觀就如同重建信心，希望病人愈早接觸重建，愈快回到生病前的生活狀態。

年齡是關鍵，盡早規劃生育保存

過去癌症病人首重治病，可能沒有考慮到日後的生育計劃，直到治療結束，生殖細胞和生育功能受損，想求子時已錯過機會。無論病人罹癌後有無生育打算，都應將生育保存納入考量，預先做好準備，有望為自己和伴侶保有一線「生」機。

以癌症本身來說，腫瘤可能直接影響生殖能力的有睪丸癌、子宮內膜癌等，而治療方式造成生育能力受損，更是臨床上常見和多數病人擔心的問題。現在的化療藥物已經比早期安全許多，不過，有些毒性較高的乳癌、血癌、淋巴癌化療藥物，仍可能傷害正常細胞，導致生殖系統早衰；如果針對骨盆腔附近使用放射線治療（電療），如子宮頸癌或睪丸癌，細胞也可能受到輻射而衰亡，影響生育。以往病人若沒有主動詢問，醫師未加提醒，等到治療完發現生育能力受損，往往已難挽回。

現今，有經驗的醫師和個管師在病人求診時，不論對方已婚或未婚，都會先詢問有無生育需求，假如病人已生過兩、三個孩子，且還很年輕，仍會詢問是否有再生育的打算。未懷孕的病人，可諮詢生殖內分泌科（不孕症），因為之後可能會遇到不孕症的問題；而懷孕中的病人同時面臨妊娠和治療的風險，建議詢問專精於高危險妊娠的婦產科。

另一項需要注意的是年齡，包含病人本身的年齡和卵巢的年齡。卵子會隨著年齡增長，數量減少、品質老化、功能降低，如果女性癌友完成療程已三十五歲以上，建議治療之前可先冷凍卵子或胚胎。

醫界曾針對女性凍卵與生育關聯的難易度做統計，在年齡上，大致會面臨三道關卡：第一道是三十五歲以下，如果取十到十五顆卵子，之後有七成機率可懷孕生子；第二道關卡為三十八歲，取二十顆卵子才有機會；第三道關卡是四十歲，即使取二十五到三十顆卵子，也僅有一半的生子機會。可見，卵子品質與年齡息息相關，生育保存愈早進行愈好。

我有一位病人二十八歲罹癌，先凍了六顆卵子，療程結束時，她已三十三歲。儘管還在生育的黃金年齡範圍內，但受治療影響，透過抽血檢查，發現她的卵巢年齡已達四十至四十三歲，甚至提早停經，還好她在治療前已先選擇凍卵。

癌症篩檢技術持續精進，病人及早發現和治療，存活率也提升，表示之後的人生還有各種可能。

如果是未懷孕但有對象的病人，經醫師評估，本身年齡和卵巢年齡相符合，可趕緊準備懷孕；已婚者與配偶討論，可考慮先冷凍胚胎；假如是未婚、尚未有對象或無論未來有無生育打算者，對於生育議題可能還沒想那麼多，建議治癌前先凍卵，以免治療後想求子時已來不及；而男性冷凍精子較便宜和方便，也不太受年齡的限制。

此外，病人應考量自身條件、經濟狀況、治療時間的急迫性等，來決定何種生育保存方式。以乳癌病人為例，在化療期間可選擇施打荷爾蒙抑制劑，又稱停經針，讓卵巢不排卵、獲得暫時性的休息，以降低化療藥物破壞卵母細胞的機率；若擔心化療藥物除了攻擊癌細胞，並連帶破壞正常細胞，則可考慮冷凍卵子。

*選擇適合自己的生育保存技術

女性	荷爾蒙抑制劑（俗稱停經針）：在化療前，先注射停經針，讓卵巢處於休眠狀態，減少化療藥物對卵母細胞的攻擊。每月注射一次，每次費用約四千五百至五千元。
	冷凍卵子：無保存年限，約八至十二萬元。凍卵之前需經過注射排卵針和取卵，什麼時間點注射排卵針都可以。
	冷凍胚胎：現行法律規定，已婚者才適用，其懷孕成功機率比冷凍卵子高，但有保存年限，只能冰十年，費用約十至十五萬元，每年保管費用約五千至一萬元。
男性	冷凍精子：精液經冷凍保護劑特殊處理，貯存在負一百九十六度的液態氮中，可保存十年以上，較無年齡限制，通常在門診中即可完成，費用約五千至一萬元。

註：生育保存技術目前是自費，健保不給付，各家醫療院所費用可能有所不同。

（資料來源／尤星策；整理／趙敏）

懷孕中罹癌，視期別和懷孕週數決定治療

至於懷孕中罹癌的發生率大約是千分之一，其實非常罕見。孕期中發生癌症比例較多的為乳癌、子宮頸癌、淋巴癌、甲狀腺癌，歐美常見的為黑色素瘤。

當病人懷孕中罹癌，首要考量的是癌症期別和懷孕週數，以決定適合的治療方向。

如果是乳癌第四期，必須先以治療為重，嚴重者可能要放棄胎兒；第三期以前則較能與胎兒共存；假如是急性白血病或第三、四期的乳癌，萬一又面臨胎兒週數太大（超過二十八週），難以放棄的階段，我們會與病人、新生兒科及腫瘤科醫師討論終止妊娠，幫助胎兒提早出生，接受新生兒科的照護。

懷孕任何週數都可以用手術治癌，但後續是否適合接受放化療、會不會影響胎兒？熱門韓劇《機智醫師生活2》裡的醫師夫婦也有一樣的煩惱。劇中，某位醫師的妻子四十一歲終於懷孕，卻同時得知自己罹患乳癌第二期的噩耗，在百般掙扎與討論後，決定懷孕與化療同時並行。

胎兒在母體內至少要五到七週形成器官，臨床上，我們建議第一孕期（十二週以前）的病人避免化療，因可能會造成胎兒先天性的發育異常，第二孕期（十三至二十八週）、第三孕期（二十八週以後）接受化療較安全；在放射線治療方面，乳癌的病人目前可以使用鉛板隔離胎兒，或是等週數稍微大一點再治療。

將癌症視爲暫時的，生育保存給自己多一個希望

病人歷經抗癌後狀況穩定，通常大約半年後就可以準備受孕。

有些乳癌病人要服用荷爾蒙藥物五到十年，停藥後，追蹤一年無狀況或兩年內沒復發者，都算是安全過關，可解凍卵子或胚胎後植入體內懷孕；子宮內膜癌治療約一年後，經醫師觀察無大礙，就可開始準備懷孕。

「懷孕會影響癌症及增加復發機率嗎？」、「癌症本身和治療後，會不會影響性慾？」不少病人有這樣的疑問。目前並沒有證據顯示，懷孕會增加罹癌或復發的機率；不過，在性慾方面，如果女性病人處於更年期，或是癌症治療傷到卵巢、生殖器的功能，確實可能導致性慾降低。

十年前還沒有那麼多生育保存的方式，隨著醫療技術愈趨進步，病人可選擇的項目也愈多元。現在癌症治療後存活率大幅提升，病人治療完，還是有機會回歸健康的生活，可以將癌症視為暫時性的疾病。

雖然冷凍精卵或胚胎，並不確保病人一定懷孕，卻能給人生多一個希望，類似買保險的概念。我們當然希望病人盡量不會用到，不過，預先冷凍起來，至少癌症治療後，還有三成至一半的機會可保存「生」機。只怕什麼都沒做，一治療下去，精卵和生育相關功能大受影響，日後就更沒有機會了。

8

走不出的陰影 誰能拉我一把？

我好怕會復發……

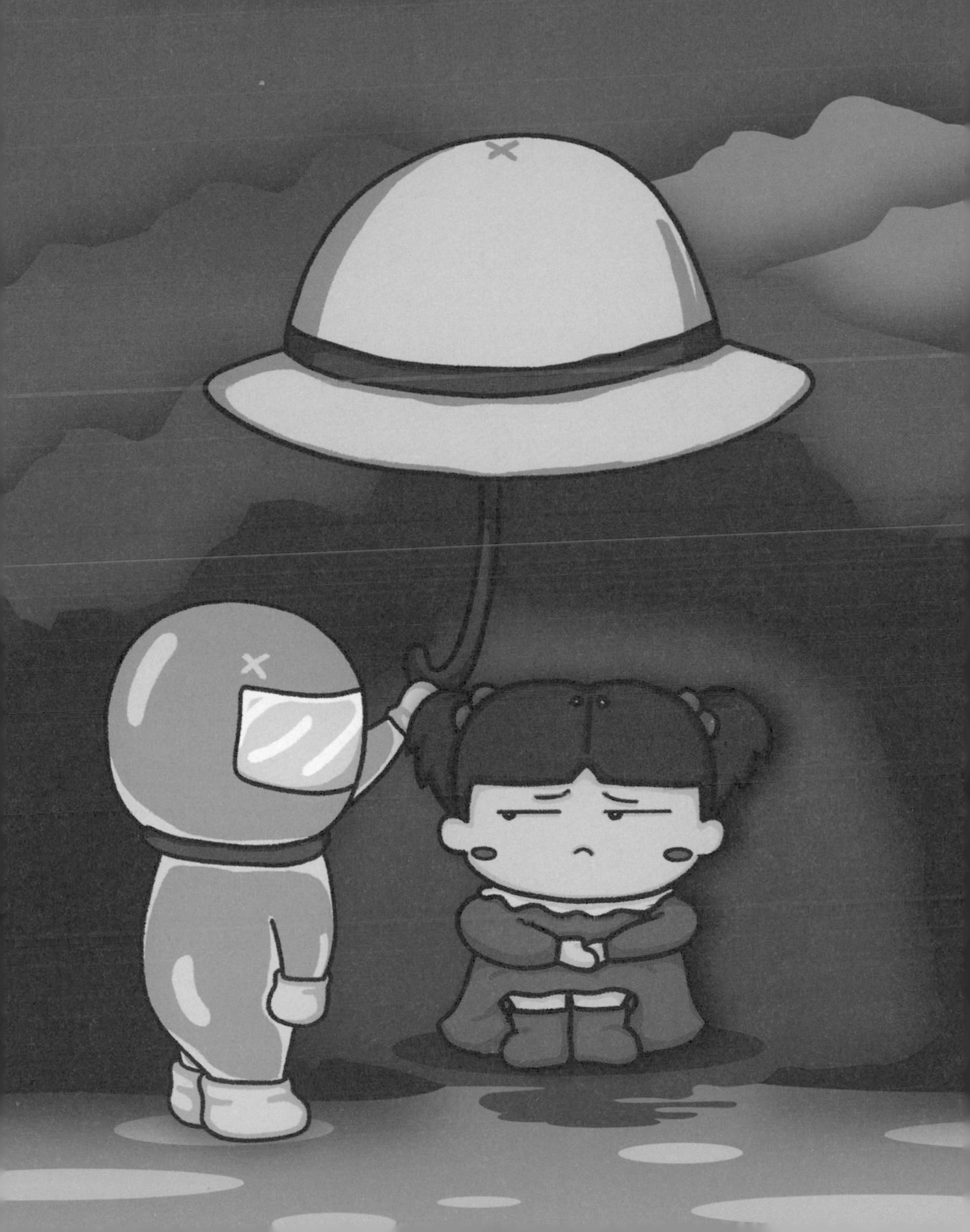

真心話21

我還會不會復發？會不會轉移？

諮詢專家／萬芳醫院癌症中心顧問醫師、台灣癌症基金會執行長 賴基銘教授

採訪．撰文／林貞岑

癌細胞頑強，在極微小時就會發生轉移，目前並沒有任何新方法可以找到它。以現在最先進的癌症早期檢測方法偵測腫瘤，電腦斷層可以偵測到〇．八至一公分的腫瘤、ＭＲＩ核磁共振能看到〇．三至〇．五公分的腫瘤，而正子攝影則能發現約〇．二至〇．五公分的腫瘤，不同部位又有個別差異。

爲什麼癌症會復發？

癌症腫瘤在〇．二公分時就會發生轉移，稱作「微小轉移」（Micrometastasis），目前沒有方法可以偵測到它。我們都以為這算很早發現，但就腫瘤科醫師來看，仍舊是遲了一些，因為已經轉移出去，約莫要等腫瘤大到〇．八公分才偵測得到。

所以醫界的做法是，在手術後做預防性的局部放療或化療，讓微小癌症不再轉移，像乳癌及大腸癌直腸的預防性放、化療，效果都很不錯。

所有的癌細胞都會轉移，目前已知的差別在細胞的病理變化，分化好的腫瘤長得慢、不易轉移，分化不好的腫瘤，長得快且容易轉移，這也決定了為什麼有些人會復發。

再來，罹癌當下的免疫力好壞，也決定了日後是否會復發。因此現在發展出愈來愈多的精準腫瘤預測，譬如檢測遺傳基因、腫瘤血液DNA等，仍待更多臨床驗證。

多蔬果飲食，預防癌症復發

預防復發最好的生活守則是，多吃蔬菜水果，蔬果中含有豐富的植化素（phytochemicals），已證實可以增強免疫力、誘導癌細胞良性分化、促進癌細胞凋亡，也抑制癌血管增生、調控細胞分裂、抑制癌細胞分裂訊號的傳遞，跟藥物的原理差不多，可以說是「食物的多重標靶療法」。

台灣癌症基金會一九九九年在國內推廣「天天五蔬果」，二〇〇四年進一步倡導「蔬果彩虹579」，依照不同年齡及性別各有推薦攝取量，十二歲以下孩童每天建議攝取蔬菜三份、水果兩份，共五份（註：一份是指一個普通飯碗的量）；女性建議攝取蔬菜四份、水果三份，共七份；男性則是蔬菜五份、水果四份，共九份。普遍男性身體的自由基比較多，因此需要更多蔬果來對抗自由基。

特別是有癌症家族史的患者，蔬果攝取量一定要比一般人多。在此建議有遺傳或家族傾向的高危險群，調整飲食是當務之急。已罹癌的人，更要以足量的蔬菜水果來預防再發。

常有人問我，吃哪幾種蔬果最好？其實，幾乎所有蔬菜水果都有共通的成分及生理作用，每天最好吃多種不同顏色的蔬果，如果硬要說哪類最好，通常顏色愈深的蔬果，具有愈好的抗氧化效果，像是深綠、深紅、深紫等，但這不代表白色的蔬果不好，像白蘿蔔、高麗菜、洋蔥也有很好的抗癌成分，遵循所謂「蔬果彩虹原則」，就是紅、橙、黃、綠、藍、紫、白，多種顏色多樣化的攝取蔬果，才是上策。

飲食也要注意減少油脂、少油炸；過量的肥肉攝取會增加性荷爾蒙，而增加再發及罹癌風險；想攝取足夠的纖維，例如把地瓜皮洗淨跟地瓜肉一起蒸來吃，高纖也可以促進排便，預防大腸直腸癌，多運動也能達到相同效果。限制糖類攝取、控制體重，並且要定期回診、追蹤。

活著就有希望，這是一場集體作戰

癌症藥物的研發日新月異，而基礎研究及臨床試驗顯示透過食物、中草藥亦可抗癌。因此，不要錯過任何可以治療癌症的機會，即使再辛苦，都不要輕言放棄。

我曾經碰過肺癌四期的患者，經過積極面對治療及生活型態的調整，追蹤了八年都沒再復發，這很不簡單，由此可見，日常生活習慣改變很重要，也要對自己有信心。

此外，家人的支持也是重要的一環，癌症不是癌友一個人的單獨應戰，而是一場集體作戰，只有家人及朋友的齊心協力與支持，才能遠離頑強的癌症。

真心話22

中醫也可以輔助抗癌、預防復發嗎？

諮詢專家／長庚體系中醫醫療發展召集人、基隆、林口、台北、桃園長庚醫院中醫科副教授級主治醫師 黃澤宏

採訪・撰文／林貞岑

中醫是一種整體觀，講求順應天時，因人、因時、因地制宜，比較貼近人的本質。以癌症來說，中醫能輔助改善治療造成的副作用及不適，協助順利完成療程，並促使身體機能恢復，減少癌症再發生。

以我所在的林口長庚醫院為例，多年來有不少肺癌患者使用西醫治療，合併中醫調養，恢復得很好。比如肺癌經過手術切除肺葉，常有人抱怨胸悶、傷口痛，以中醫的筋膜理

論來說，手術會破壞原有的組織，使用中藥能促進傷口癒合，增加肺活量、減少組織破壞及沾黏，讓患者盡速回復正常生活功能，避免復發。

針灸、中藥、外用藥多管齊下，輔助改善治療副作用

癌症如野火燎原，一發不可收拾，化療期間最重要的就是一鼓作氣把癌細胞殲滅，此時最怕白血球太低或身體太虛弱，療程一旦中斷，癌細胞就可能趁隙作亂。可是化療對細胞傷害大，副作用也強，此時搭配中藥能減緩副作用，讓療程順利走完，並發揮一加一大於二、強化癌症治療效果。

簡單來說就是「調體質」，把因為癌症治療而改變的失衡體質，再調整回平衡狀態。

舉例來說，標靶治療常見副作用如嘴破，可用薄荷、桑葉、甘草、魚腥草製成的天然漱口水，不僅能清熱解毒，並可幫助口腔黏膜癒合；皮疹、甲溝炎、毛囊炎等皮膚問題，則可用清熱解毒的黃芩、黃蓮、黃柏外用藥來擦洗患部緩解，增進傷口癒合。

打造不適合癌細胞生長的微環境，預防復發

那麼，如何利用中醫來預防癌症復發？

比較好的方式是，改善環境中的弱點，譬如垃圾定時清理，或不將未吃完的食物一直放桌上等，把環境整理乾淨，蟑螂螞蟻就會自動離開，癌細胞也是如此。癌後除了抗癌，還要清理淨化自己的生命，避免「痰」與「瘀」，讓癌細胞有機會在體內生長，提供幾點打造不適合癌細胞生長的環境：

一、循環變好，不要形成痰瘀（不通）體質

癌症是種慢性發炎，中醫有兩個病理產物叫「瘀」跟「痰」，瘀指的是血液循環不好，瘀久了會產生「痰」，像是腫瘤、囊腫、結節等，中醫認為有「痰瘀互結」之處，血液循環會不好，用現代醫學來說就是「缺氧」，容易造成病理產物堆積，形成腫瘤。

二、起居有常，不要熬夜

「起居有常」是老祖宗認為養生保健的重要原則，改掉日夜顛倒、作息紊亂的壞習慣，讓神經內分泌及荷爾蒙恢復正常，癌細胞自然遠離你。

三、均衡飲食，避免太燥或太寒涼食物

避開加工食品，盡量自己烹煮新鮮料理。高糖、高脂、烤、炸、辣、酒精及含糖飲料，

容易化燥上火，又稱之為「發炎」，盡量不要碰。另外，也要避免西瓜、橘子、梨子、火龍果、椰子等太過寒涼的食物；芒果、荔枝、龍眼、榴蓮等太甜的水果也要先避開，最好挑選中性溫和好吸收的食物，如蘋果、芭樂、小番茄、葡萄、蓮霧。

你可以觀察看看，如果吃了喝了覺得很舒服，可以喝一點，但如果出現頻尿、喉嚨癢、想咳、下腹垂墜感或分泌物變多，表示體質較不適合，最好先停用。

檢視自己的改變，喜樂的心才是良藥

中醫講「致中和」，遠離癌症最好的方法是，身心靈要平衡、情緒不要大起大落，跟天地自然共振，與癌症和平相處。

很多癌友存在著許多心結、過不去的坎，這些執著累積成了癌病。我常跟他們說，有什麼心結就要化解掉、不要放在心上，能釋放多少算多少，我覺得喜樂的心才是最好的治癌良藥。

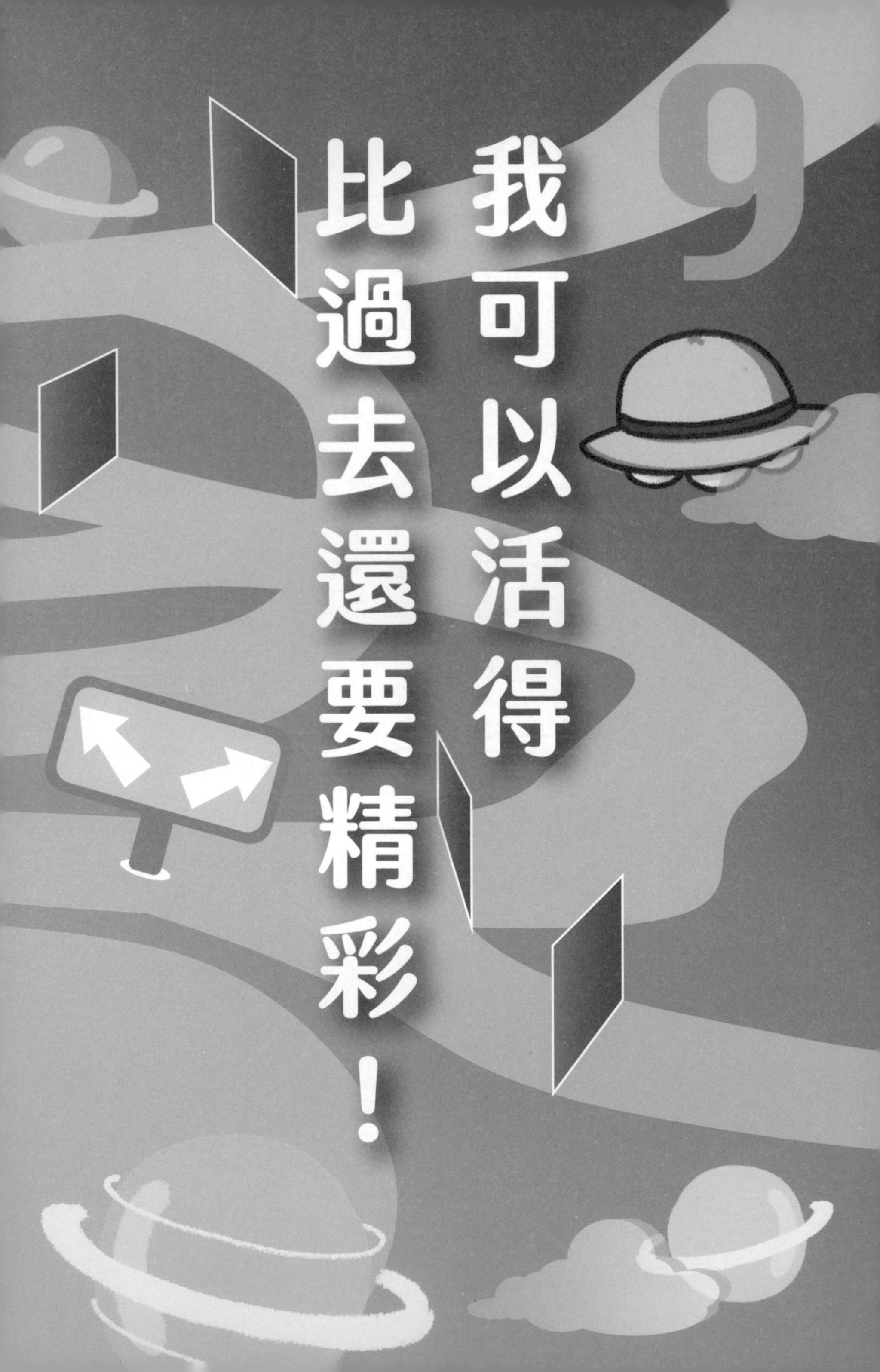
9
我可以活得
比過去還要精彩！

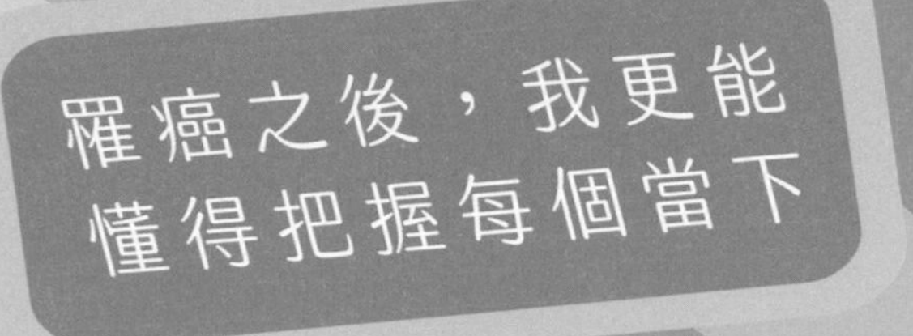
罹癌之後，我更能
懂得把握每個當下

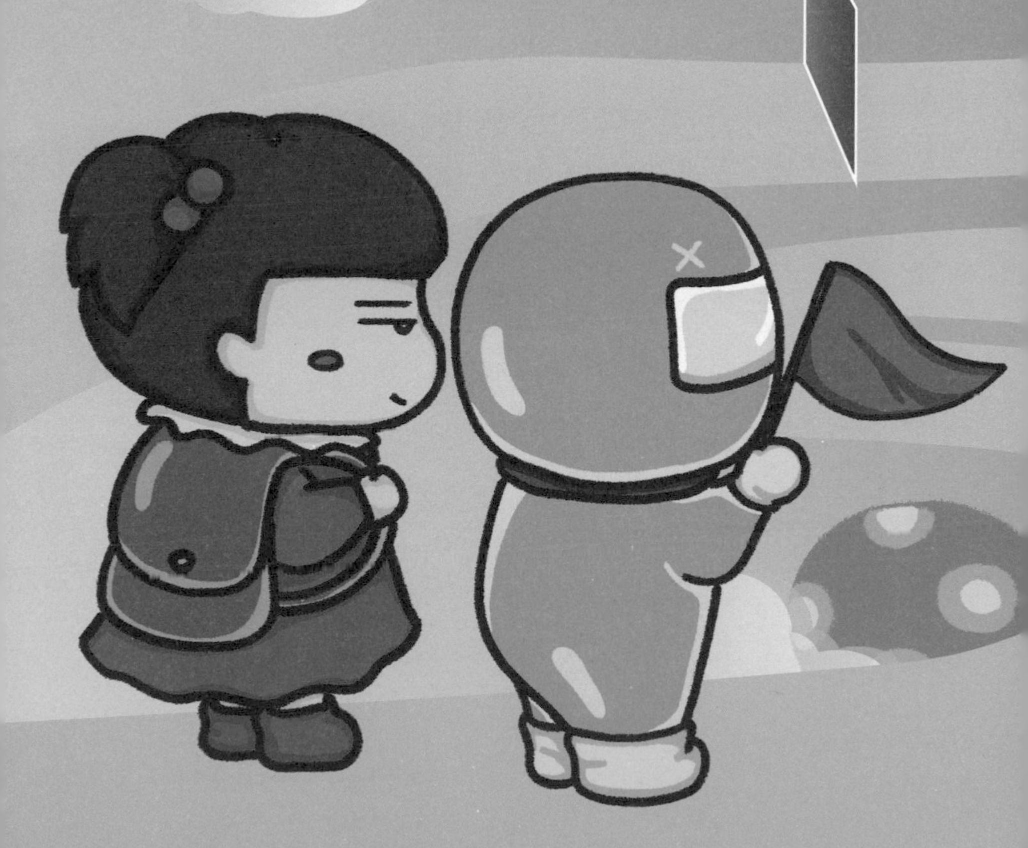

真心話23

如何不再讓身體健康的機會溜走？

諮詢專家／臺北醫學大學臺北癌症中心副院長、雙和醫院癌症中心主任　趙祖怡

採訪．撰文／林貞岑

罹癌一開始是沒有感覺的，因為癌細胞是自己的細胞，免疫系統不太認識它，不像看到細菌、病毒等外來物，馬上會有反應，立刻啟動攻擊作戰，產生紅、腫、熱、痛等發炎反應。

癌細胞要長到一定程度或壓迫到組織時，才會出現症狀，通常已經很嚴重了，癌症有百分之九十至九十五是環境因素造成，百分之五至十跟遺傳基因有關，因此最好先瞭解自

己是不是屬於癌症高危險群，如果是，就要做預防性篩檢。

比如平常有抽菸習慣、家族又有人罹患肺癌，建議定期照X光、做低劑量電腦斷層檢查；如果是B型肝炎帶原者，罹患肝癌機會比一般人高，最好定期做超音波檢查，搭配抽血檢驗癌症指數。

當心持續症狀，都是罹癌警訊

當身體器官出現任何持續存在的症狀時，都是罹癌的警訊，要特別小心。

不同部位的癌症，出現的持續症狀不盡相同：

◎腦部：腦壓增加，導致持續頭痛、噁心、嘔吐

◎肺部：持續咳血、咳嗽

◎肝臟：右上腹持續腫脹、疼痛或黃疸

◎胃：持續胃痛、胃出血

◎大腸：持續拉肚子或便秘

◎骨頭：骨頭某固定位置會持續疼痛

如果出現以上症狀，建議盡快到醫院做檢查，找出病因。

醫師真心話

良性腫瘤會變成惡性嗎？

一般來說，良性腫瘤變成惡性腫瘤需要很長時間，機會也不大。雖然良性腫瘤長到某個程度，會壓迫其它器官組織，但它不會轉移，也不會威脅生命，通常手術切除即可恢復健康，不需做其他處理。

如果發現身體上的腫瘤出現變化，像是突然變大、異常出血，或出現原本沒有的傷口，就要立即就醫。至於存在內臟的腫瘤無法以肉眼辨識，可以藉著定期檢查觀察追蹤腫瘤是否有變化。

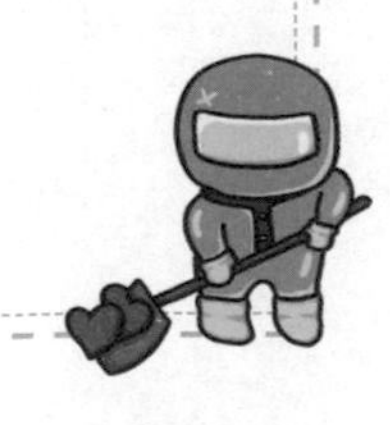

我的兄弟姐妹也會罹癌嗎？淺談遺傳性基因

癌症中有一小部分是跟遺傳基因有關，約佔百分之五至百分之十。近來由於檢驗技術成熟、新型基因藥物的發明、醫界對於疾病自然病程瞭解，以及可以藉基因檢測提供家族成員的監測，癌症基因檢測漸成趨勢。

癌症病人若是和遺傳基因缺陷有關，瞭解基因突變的好處，是可以提前預測下一步會不會有其他器官發生癌變，並事先針對這些可能癌變的部位進行監測，以便能及早揪出病灶治療。

根據美國臨床腫瘤醫學會對遺傳性癌症的定義是：「由於單基因發生致病性突變，導致有很高的罹癌風險。」最知名的案例就是美國影星安潔莉納·裘莉（Angelina Jolie），因為母親及阿姨分別因卵巢癌及乳癌過世，她接受基因檢測，發現自己有BRCA2基因突變，因此採用預防性雙乳切除重建手術，接著並採取預防性手術，切除了雙側輸卵管及卵巢，引發熱烈討論。

常見的遺傳性癌症有乳癌、卵巢癌及大腸癌：遺傳性乳癌與卵巢癌最常見的兩個重要基因BRCA1、BRCA2；遺傳性大腸癌並非單一疾病，而是多種症候群與基因突變皆會造成遺傳性大腸癌，像APC基因突變（家族遺傳大腸瘜肉症）、ATM與CHEK2（非瘜肉型）等基因突變，造成器官發生癌變。

我們不怕基因突變產生癌症，怕的是不知道、太慢或太晚做診斷，錯失黃金治療時機。

何時需做遺傳諮詢？

如果家族成員中有多人罹患相同癌症、年輕的癌症患者、雙側乳癌或腎癌，以及罕見癌症等，建議可以透過遺傳性癌症基因檢測，確認自己是否帶有家族遺傳基因變異，提早做健康規劃。

做遺傳諮詢前要考量周全，最好先瞭解檢測內容及意義、疾病內容，確認可以接受檢驗結果所帶來的影響，以及對人生規劃有想法的狀況下，再接受檢驗。

由於基因檢測的項目複雜，有許多專有醫學名詞不易理解，因此目前有遺傳諮詢師，可以協助民眾正確及合適選擇基因檢測產品，以及評估遺傳風險。

遺傳諮詢師接受過充分的訓練，能夠看出癌症與遺傳性基因病變之間的相關性，如乳癌與卵巢癌；有些癌症跟遺傳關聯性較小，像是肝癌、肺癌、鼻咽癌等，這些癌症受外來因素影響較大，因此不會被納入家族遺傳風險評估中。

另外，諮詢師也會搜集諮詢者的家族病史，並畫出族譜，從族譜內追查是否真的有相關基因變異，再建議做最合適的癌症遺傳基因篩檢。

諮詢師確認病人真正瞭解做基因檢測需承擔的醫療問題與心理風險，才會進行基因檢測，通常需要花費一小時以上，檢測後諮詢至少三十分鐘，目前想要做遺傳基因篩檢，須經由醫師轉介，詳細資訊皆可上各大醫院網站查詢預約。

真心話24

罹癌之後，我該怎麼把握每一個當下？

專家撰文／亞洲大學心理學系助理教授　方嘉琦

罹癌帶來改變，情緒是正常的

罹患癌症會帶來很多改變，大致可分為生活、身體、情緒、自我和未來計劃的變化：

一、生活的改變

有些癌友在罹癌後，生活上會有直接的改變，可能離開了原本的工作、生活重心轉變成就醫和治療、家務需要他人協助、某些嗜好無法再進行、人際往來減少或親密行為減少等，對於癌症的衝擊感到無能為力，只能迫於無奈地接受，這也是為什麼在生活壓力下若適應不良，會引發痛苦的感受。

二、身體的改變

罹患癌症及治療過程可能會造成身體外觀上的變化，常見包括氣色變差、手術疤痕、淋巴結水腫、掉髮、造口或體重急遽變化等，身體是我們「經年累月相處的對象」，也夾帶了我們對美感的定義，要適應這個「對象」發生變化，內心顯然會有非常多的掙扎、不適應，甚至是排斥。

三、情緒的改變

各式各樣的衝擊，勢必會在情緒面向上爆發，諸多負面情緒因此產生。

一般來說，我們可能會感受到否認、麻木、憂鬱、沮喪、傷心、焦慮、孤獨、寂寞、害怕、恐懼、憤怒、生氣、挫折、愧疚、無奈等負面情緒，因此，如何去理解和接納自己各種負面情緒，對癌友來說尤其重要，但這些喜怒哀樂的情緒都是正常的感受，因此不需太過壓抑。

四、自我的改變

自我的改變，也就是在自信、自我價值感，和自我效能感上，發生了認知上的變化。

因此，當個人生活和身體迫於無奈發生改變，又體察不熟悉且不喜歡的負面情緒，也害怕自己的負面反應影響他人等，這些認知想法都會一再造成個人自信、自我價值感和自我效能感上的改變。

五、面對未來的改變

罹癌可能會打亂癌友對未來的規劃，也可能會改變一個人的信念和信仰，內在產生很多不確定性，以及對生命意義的懷疑與渴求，想活得更好，又或者想解脫掙扎，如此混亂與矛盾的狀態都有可能發生。

情緒迷思，你掉入陷阱了嗎？

接下來，我想列舉一些迷思，希望大家一起反思看看有沒有落入陷阱：

◎認為負面情緒是不正常的狀態

我認為負面情緒很「吃虧」，因為在感受上是不佳、不討喜的，於是總讓人認為是不正常的。但你知道嗎？研究發現，能感受更多負面情緒的人，其實比只能感受到正面情緒的人來得更健康，且更少罹患精神疾病。

換句話說，在我們身上擁有多樣化的情緒，本來就是正常存在的現象，它們不會消失，那為何會感覺不到？這是因為後天學習的迴避與壓抑負面情緒，使得我們刻意壓抑負面情緒，當迴避與壓抑得愈多，對身心反而造成更大的傷害。

「哭泣或許不能解決問題，但事實上，沒有人哭泣是為了解決問題。」不過，哭泣真的對問題沒有幫助嗎？也不盡然，許多行為的改變和問題的解決，都是在負面情緒有效流動之後才發生。因此，大家一定要記得「出現負面情緒是很正常的事情」！

在探索和療癒因罹癌帶來的創傷前，我們都會需要多次宣洩，才有機會貼近自己的心，接納各種狀態的情緒，以及各種狀態的自己。

◎我能感覺到開心和快樂，好奇怪？

另一個比較特別的迷思，是病友不只會抗拒負面情緒，連開心和快樂的情緒也會覺得自己很奇怪，覺得自己不應該感到開心，在我的實務工作經驗中，有這些感受的病友並不少見。

例如，有癌友描述：「上週與朋友的聚餐聊天很歡樂，我聽著聽著也跟著大笑，但我大笑的時候，突然覺得自己憑什麼大笑？狀況都這麼糟了，怎麼還笑得出來？」這其中代表了兩種含義，一種是發生壞事的時候「不會」有開心和快樂的情緒；另一種是發生壞事的時候「不能」有開心和快樂的情緒，這兩種都是不正確的想法。

以心理學的角度來看，正負向的情緒可以同時發生，經歷快樂的事時，也可能會感受到負面的情緒，反之亦然，經歷難過的事時，也是能夠感受到正面情緒。其實各種情緒的產生都沒有對錯好壞，唯有在個人因為無法接受自己的狀態，產生額外的「附加情緒」才比較有傷害性。

◎需要別人的照顧等於「我很沒用」？

在我們的文化中，自小被教導「施比受更有福」，一旦我們受比施更多時，就似乎失去了個人價值，因而產生自責、愧疚的心理。

但也許人生的課題就是如此奧妙，總是有些人來體驗「施予」的功課、有些人得體驗「接受」的功課。因此，換個角度去面對這個議題，也試著拋棄一些「我應該要怎樣」、「我一定要怎樣」的聲音，「受」的一方學習放手讓他人付出、大方接受幫助、給他人付出和照顧的機會，共同與「施」的一方來完成這個人生課題吧！

◎接觸心理相關資源對我沒有幫助？

「探索自己是人生最偉大的旅程，尋求協助是給予自己最好的慈悲。」透過心理諮商或接觸心理相關課程，不但可以尋求情緒支持與撫慰，也可以覺察正在卡關的議題，並促發認知想法上的轉變，甚至是行為上的改變。

這些經歷都是人生的新體會

記得曾有一位病友這樣跟我分享過：「如果有轉世，會不會每個人在轉世前，都可以為自己的下一世做一些選擇？例如我可能上輩子婚姻幸福美滿，下輩子就不要走一樣的人生道路，來個單身一輩子，又或者，我上輩子窮迫潦倒，下輩子要有錢到爆炸，但是外加個憂鬱纏身，這樣比較有趣……。所以我現在經歷的一切，都是上輩子的我設定給這輩子的人生。」

這些話，出自於一位病友的敘述，可謂是原封不動。我一方面佩服這位病友對疾病幽默自嘲的轉念，另一方面，也真的一起進入有趣的畫面想像，好像我們兩個人一起站在轉世的平台上，在選下輩子的元素與物件。

我知道，能有這樣的體會一定非常不容易，是抗癌鬥士們經歷浴火重生得來的體會。這個說法也不是意味著宿命論的觀念，而是想傳遞將人生經歷改寫成新的意義的寶貴體會。

每一天都在重新開始，把握當下

「斷捨離」這個詞一定不陌生，原本先是從日本雜物整理師提出來，對於空間環境進行整理的概念，後來延伸到個人對於內在、對於關係，其實也一體適用。

去年因為主動脈剝離，導致藝人小鬼猝死的新聞事件後，我有很深的感慨，突發奇想地想為自己的生活做一番打理，因此，決定進行連續十四天每天選擇丟棄一個物品。

還記得我重新翻閱從小到大的所有筆記和日記，一邊哭一邊笑地看完，雖然非常不捨，最後還是丟掉了，整理後卻有一種平靜和輕鬆的快感，彷彿重生之感。

「因為捨棄，才會知道為何留下。」斷捨離後，更清楚知道什麼對我更為重要，甚至和家人朋友分享我的感動。事實上，在這十四天中，大部分的時刻，我都是帶著這樣的感受度過。

而這樣的感受，意外地也與一位經歷安寧療護兩千八百名病患的日本安寧醫師，所提出不留遺憾的四項要點——不自我否定、無論何時都勇於新嘗試、坦然和重要他人表達內心感受、把握當下好好度過每一天——不謀而合，現在我也將這四要點分享給你，找出對自己而言真正重要的東西，把每一天都當作重新開始，把握當下，不留遺憾。

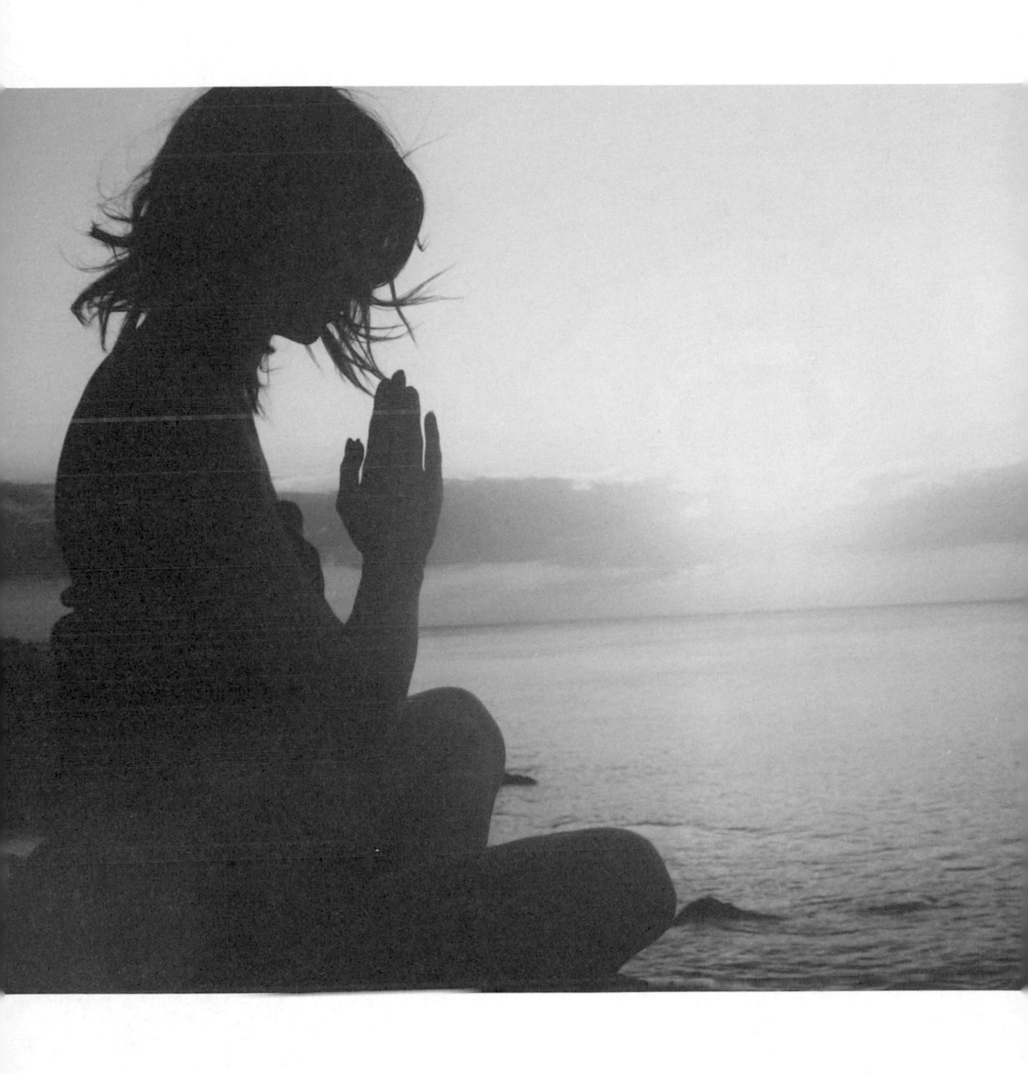

真心話25

重新檢視自己，活得比過去精彩

專家撰文／亞洲大學心理學系助理教授　方嘉琦

每一位不相信自己的病友，身心都已疲累、受了傷，適應生活上、身體上、情緒上各式各樣的改變，即便努力撐住了，還是有很多自我懷疑，不確定自己是否還有能力重返職場，不確定自己是否值得被愛，也不確定是否能掌控自己的生活。

重新檢視自己的生活

我想用下列五個問題，邀請你重新檢視自己的生活，當我們對這五點愈肯定，人生對我們愈有求必應，會在微不足道的瑣事中，逐漸積累成更有品質的生活。

1、你是否有意識地過好每一天？

2、你是否持續在成長與學習上，感受喜悅？

3、你是否全心投入與家人情感上的交流？

4、你是否每天身心力行地愛自己？

5、你擁有對自己而言，有意義的信念了嗎？

檢視這趟旅程的收穫

◎其實我們變得更好、更強大了

罹癌是一段誰也不想開始，卻又迫於無奈的冒險旅程，若我們把它視作旅程來看，在旅程中的每一段經歷，我們大概都會很想問問自己：「從中得到了什麼樣的收穫？」

不想讓每一段經歷就那樣平淡無奇地流逝，也想檢視自己是否變得更好。在諮商中常會有個案來尋求支持自己的力量，他們會說：「我覺得自己很沒用，我不確定可以度過下一次的難關，心理師可以教我怎麼做？」

而我總是坦白：「一直以來都是你在教我，怎麼做可以度過下次難關，多少人可以撐到現在？我可能做不到，但你做到了，你卻認為自己沒用，如果你認為自己沒用，我都不敢說我是有用的了。」

因為生病而缺乏自信的癌友，再加上負面情緒的不適，沒有發現自己在冒險旅程中變得更好更加強大的比比皆是，我們都很需要停一下腳步檢視看看。

◎結交一同冒險的夥伴

在這條冒險旅程上，最令我動容的是，經常看見一同努力的抗癌夥伴，不僅會分享醫療資訊，甚至哪些醫院、哪些醫師的八卦秘辛都知道，更不用說分享自身抗癌的辛苦經驗，這些都是難能可貴的打氣禮物。

◎每個人都是獨特且更愛自己

不諱言地說，在實務經驗中，大部分的癌友初來乍到之時，多是忽視自己需求的「好好先生」或「好好小姐」，時常沒有界線地為他人付出、不懂得拒絕別人，甚至是委屈自己配合別人的要求。

但在這條冒險旅程中，很明顯可以看見這方面的改變，包括逐漸看見自己的獨特性，又或者說看見每個人都是獨立個體，瞭解設定界線並學習自我照顧和更愛自己，這是非常棒的一大收穫。

◎這趟冒險旅程還沒有結束

這趟旅程還有什麼收穫呢？不是我說了算，希望你也檢視看看這趟旅程的收穫，把這些收穫列下來，為自己驕傲。

相信自己的存在，我們值得被愛

我在一些創傷議題的演講中分享過這個故事，在一次經歷災後創傷復原的課程，現場是失去家與家人的倖存者，他們失去了依附對象、重要他人、所有愛他們的人……。

帶領者邀請他們環抱自己、摸摸自己的身體，並告訴他們：「即使失去了所有愛你的人，你仍然是被深愛的，也值得被愛，而且光是你的存在，本身就極具意義，是很大的能量。」

這段話也想送給每一位，相信自己的存在本身就有很大的能量，就算現在沒有愛我們的對象，我們仍然是值得被愛的，記得要好好愛自己。

「癌」伸關懷

務服務延伸至全國83家醫院癌症資源中心，不定期的在各醫院舉辦課程講座、提供出版品、康復補助品、各項補助專案轉介與申請。

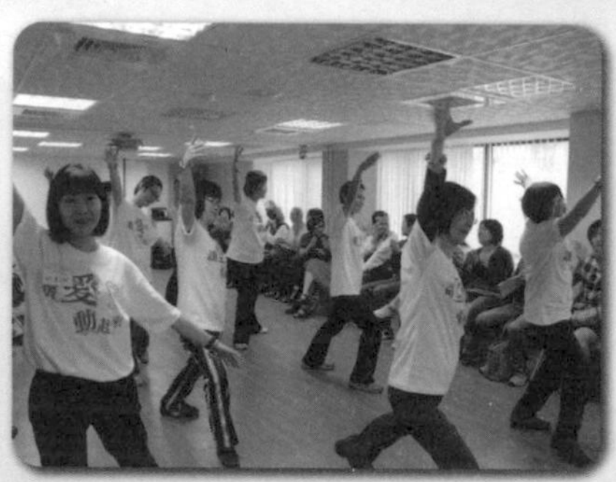

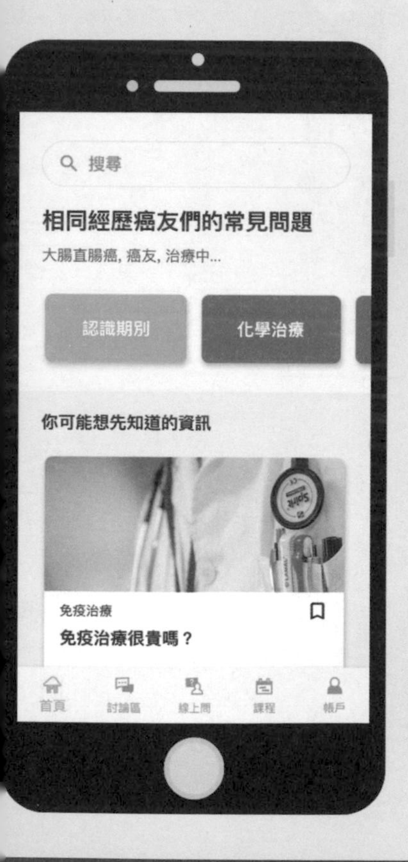

台癌e照護APP

提供線上多元的照護課程影片、癌症線上問、直播小教室等功能，打破時間與地域的限制，讓癌友及家屬能隨時隨地獲得專業諮詢與居家照護學習。

IOS下載

Android下載

台北總會：105台北市松山區南京東路5段16號5樓之2
電話：02-8787-9907　傳真：02-8787-9222
ttps://www.canceraway.org.tw/
高雄分會：807高雄市三民區九如二路150號9樓之1
電話：07-311-9137　傳真：07-311-9138
mail:5aday@canceraway.org.tw

台癌官網

癌症是可以預防的
#要你一起這樣做

癌症自1982年開始，即一直高居國人十大死因之首，尤其發生人口逐年增加。然而，癌症是可以預防的，必須落實健康的生活型態，才能真正達到預防的效果！

根據研究顯示：60~70%的癌症是可以預防的，其中30~40%靠飲食調整、運動及維持理想體重，30%靠戒菸及避免二手菸害。因此台灣癌症基金會提出整合性防癌觀念－「全民練5功　防癌就輕鬆」，來幫助國人遠離癌症威脅。

「5功」指的是健康生活型態的五個原則，即「蔬果彩虹579」、「規律運動」、「體重控制」、「遠離菸檳」、「定期篩檢」。只要將此五個基本功法謹記且力行，即能降低60~70%的罹癌風險，真正達到癌症預防的目的。

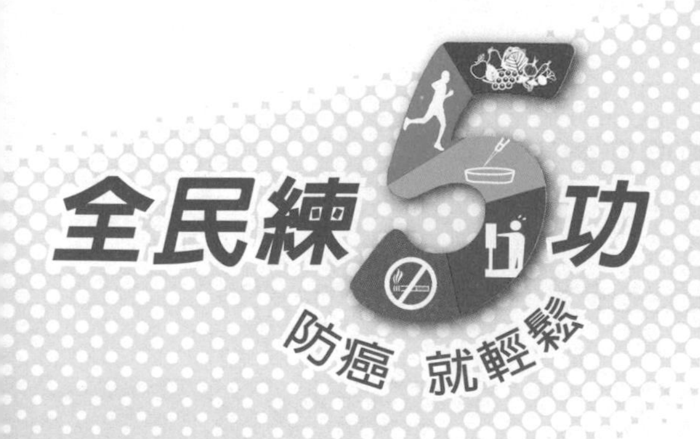

1. 蔬果彩虹579
2. 規律運動
3. 體重控制
4. 遠離菸檳
5. 定期篩檢

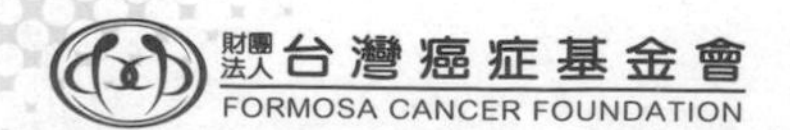

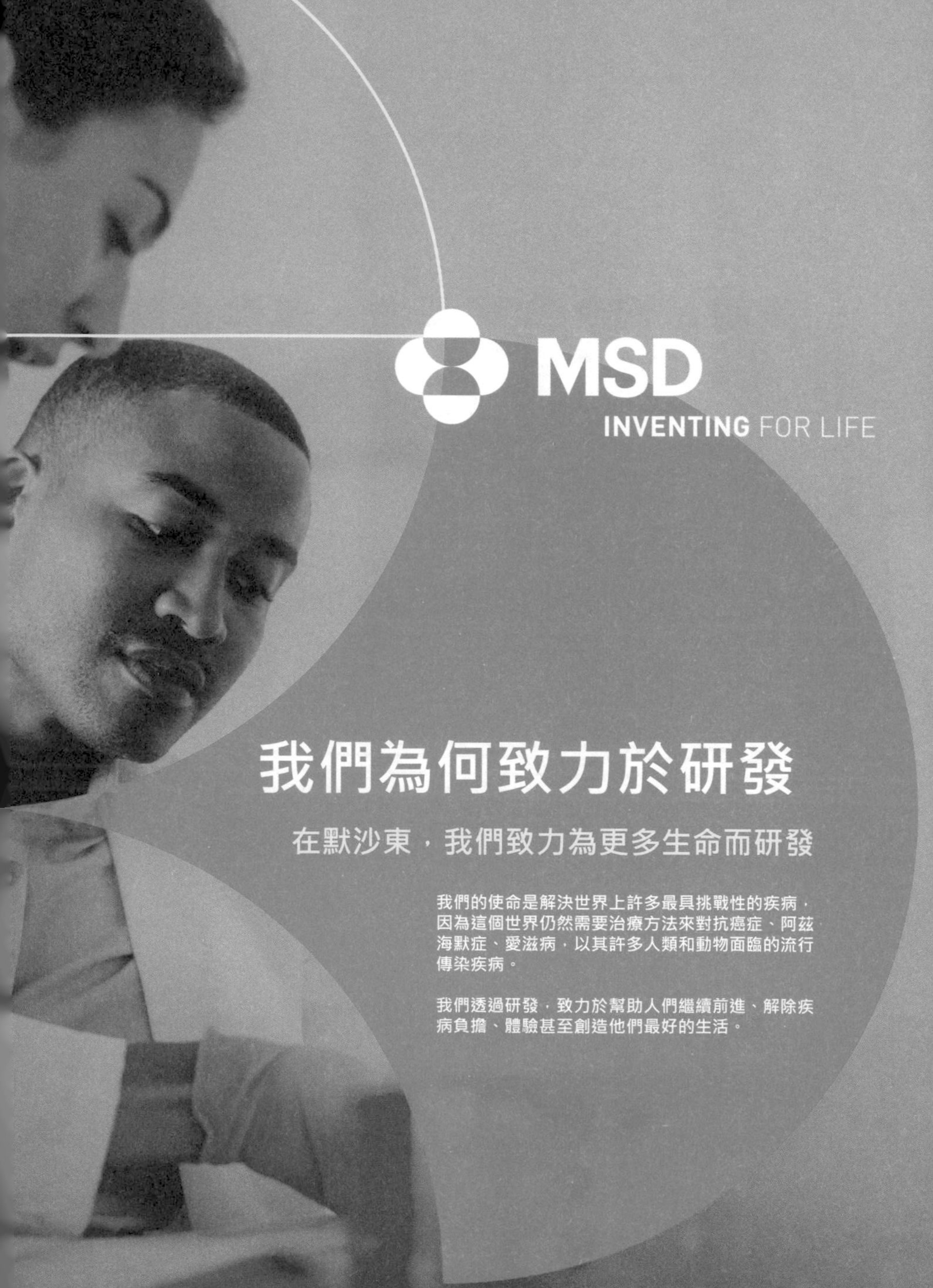
MSD
INVENTING FOR LIFE
我們為何致力於研發
在默沙東，我們致力為更多生命而研發
我們的使命是解決世界上許多最具挑戰性的疾病，因為這個世界仍然需要治療方法來對抗癌症、阿茲海默症、愛滋病，以其許多人類和動物面臨的流行傳染疾病。
我們透過研發，致力於幫助人們繼續前進、解除疾病負擔、體驗甚至創造他們最好的生活。

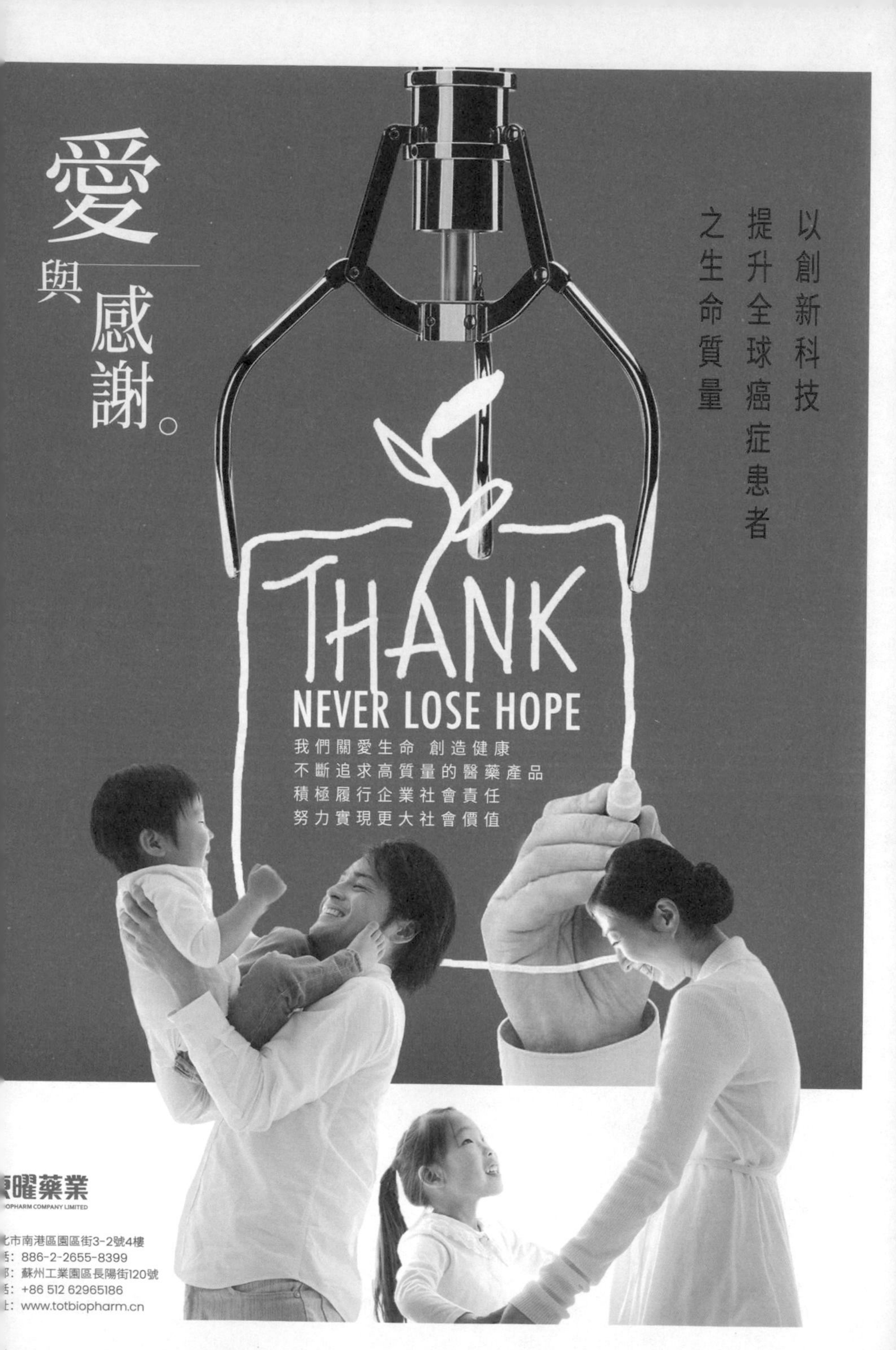
愛與感謝。
以創新科技
提升全球癌症患者
之生命質量
THANK
NEVER LOSE HOPE
我們關愛生命 創造健康
不斷追求高質量的醫藥產品
積極履行企業社會責任
努力實現更大社會價值
曜藥業
市南港區園區街3-2號4樓
886-2-2655-8399
蘇州工業園區長陽街120號
+86 512 62965186
www.totbiopharm.cn

國家圖書館出版品預行編目資料

我要活得比過去精彩：解鎖癌友真心話，戰勝心障礙 / 財團法人台灣癌症基金會編著 .-- 第一版 .-- 臺北市：博思智庫股份有限公司，民 111.01 面；公分
ISBN 978-626-95049-5-4（平裝）
1. 癌症 2. 病人 3. 通俗作品

417.8 110019287

GOAL 39

我要活得比過去精彩 解鎖癌友真心話，戰勝心障礙

發行單位 財團法人台灣癌症基金會
總召集人 彭汪嘉康
總 編 輯 賴基銘｜蔡麗娟
專案企劃 馬吟津｜莊婷蓉
專家協力 尤星策｜方嘉琦｜史莊敬｜李岡遠｜林佳佑｜星希亞｜張維純
曾雅欣｜黃澤宏｜趙祖怡｜賴允亮｜賴基銘｜謝彩玉｜蘇湘雯
文字協力 趙 敏｜莊婷蓉｜王常怡｜李宜芸｜林貞岑
文字校對 游懿群｜莊婷蓉
專題頁插畫設計／插畫授權 阿布布思義

編 著 財團法人台灣癌症基金會
主 編 吳翔逸
執行編輯 陳映羽
專案編輯 千 樊
美術主任 蔡雅芬
媒體總監 黃怡凡

發 行 人 黃輝煌
社 長 蕭艷秋
財務顧問 蕭聰傑
出 版 者 博思智庫股份有限公司
財團法人台灣癌症基金會
地 址 104 台北市中山區松江路 206 號 14 樓之 4
105 台北市松山區南京東路五段 16 號 5 樓之 2
電 話 （02）25623277｜（02）87879907
傳 真 （02）25632892｜（02）87879222

總 代 理 聯合發行股份有限公司
電 話 （02）29178022
傳 真 （02）29156275
印 製 永光彩色印刷股份有限公司

第一版第一刷 西元 2022 年 1 月

定價 280 元 ISBN 978-626-95049-5-4
◎本書部分經費由勞動部、教育部、衛生福利部國民健康署、客家委員會、衛生福利部社會及家庭署補助

博思智庫股份有限公司
博思智庫粉絲團 Facebook.com/broadthinktank